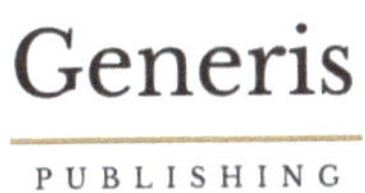

Les Hystérectomies d'Hémostase

A la Maternité du CSREF C5 du district de Bamako

Dr. Daouda CAMARA
Mr. Alou SIDIBE

CIP a Camerei Naţionale a Cărţii

Camara, Daouda
Sidibe, Alou

Les Hystérectomies d'Hémostase : A la Maternité du Centre de Santé de Référence de La Commune V du District de Bamako / Daouda Camara, Alou Sidibe. – Chişinău : Online Marketing Group, 2020. – 100 p.

Referinţe bibliogr.: p. 91-95 (26 tit.).

ISBN 978-9975-3402-0-5.

618.14-006

C 16

Generis Publishing
Online Marketing Group SRL
MD-2068, Chisinau, Miron Costin 17/2, Of 519

Online orders: www.generis-publishing.com
Orders by email: info@generis-publishing.com

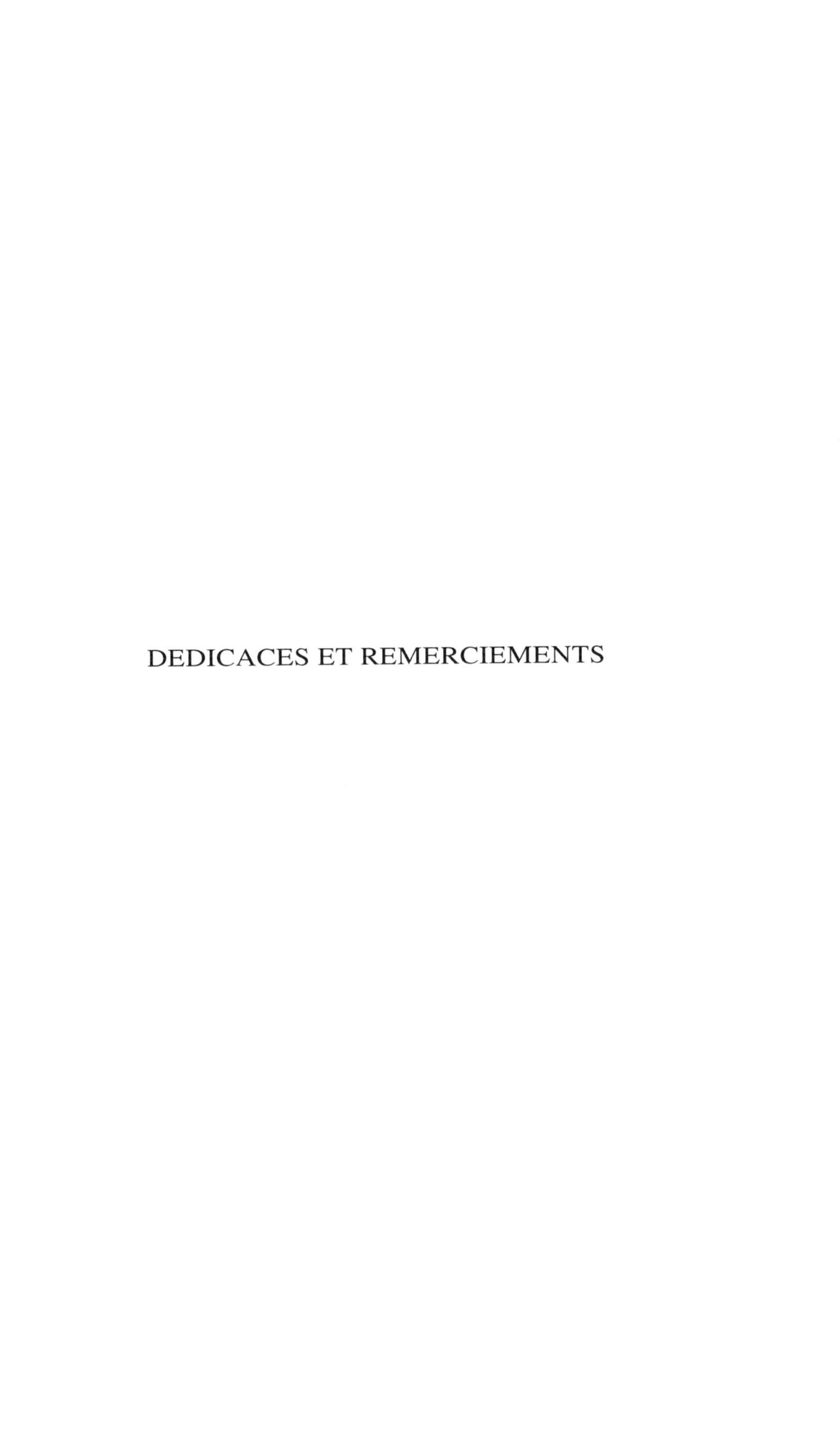

DEDICACES ET REMERCIEMENTS

Je dédie tout ce travail au bon DIEU, le tout puissant; le Miséricordieux, l'Omniscient, l'Omnipotent. Je rends Grâce au Seigneur, Créateur de la terre et des cieux, de la vie ici-bas et de l'au-delà sans qui ce travail n'aurait pas vu le jour. J'implore ALLAH, le maître de toutes les créatures, détenteur du destin, de nous donner une longue vie pleine de succès, de santé de prospérité et de nous guider sur le bon chemin. Un grand chapeau à notre sauveur MAHAMADOU Rassouloulah, paix et salut sur lui. AMEN

A mon père : *Mamadou SIDIBE*

Aucune dédicace ne saurait exprimer mon amour, mon respect éternel et ma gratitude pour tout ce que tu as fait pour moi pour assurer mon instruction et mon bien être. Tu as toujours été là pour mes sœurs, mes frères et moi. Tu nous as appris le sens de la dignité, de l'honneur, du respect et de la probité. Tu as toujours été un exemple pour toute la famille, car tu es un travailleur acharné, rigoureux et exigeant envers toi-même et les autres. Tes prières et tes bénédictions ont été pour moi d'un grand soutien au cours de ce long parcours. J'espère réaliser ce jour un de tes rêves et être digne de ton nom. Que Dieu, tout puissant, te garde, te procure santé, bonheur et longue vie pour que je puisse te rendre un minimum de ce que je te dois. AMEN

A ma mère : *Mme SIDIBE Kadidia SANGARE*

Maman, ce travail est le fruit de ton endurance. Brave femme, mère dévouée, courageuse, croyante, généreuse, source de ma vie, pionnière de mon éducation. Tu nous as toujours soutenu, rassuré et réconforté. Tu incarnes pour nous l'amour, la tolérance, la bonté. Tes sacrifices pour tes enfants ainsi qu'aux enfants d'autrui feront de nous ce que tu souhaites incha-ALLAH. En ce jour j'espère réaliser, chère mère, et douce créature un de tes rêves.

Papa et Maman ; que DIEU vous bénisse et vous garde aussi longtemps auprès de nous pour que vous puissiez cueillir les fruits murs dont vous avez tant souffert pour l'entretenir. Que le Paradis soit votre dernier refuge. AMEN

A mon père et logeur à Dioïla : *Yaya SIDIBE et épouses : Minata COULIBALY et Tekewel WALLET*

Votre affection, votre soutien moral et matériel ne m'ont jamais fait défaut. C'est le lieu aujourd'hui pour moi de témoigner toute ma reconnaissance et tout mon amour à votre égard. Que DIEU vous donne longue vie pleine de santé et de bonheur. AMEN.

A la mémoire de mes très chères grandes mères : Baman SANGARE et Koyamba SIDIBE

Aux plus douces et aux plus tendres des grandes mères, vous étiez pour moi une mère, j'ai bien espéré que vous soyez avec moi le jour de ma soutenance, puisse votre âme repose en paix, que DIEU le tout puissant vous couvre de sa sainte miséricorde.

A mes frères et sœurs :

> *Drissa; Chaka; Mamourou; Abou; Gaoussou; Nouhou; Nia; Amadou; Yaya; Adiaratou; Awa; Djénéba; Djélika; Chata; Mariam et Tekewel.*
> *Moussa ; Badian ; Bamé ; Assaleck ; Tidiane ; Adama ; Salimata ; Moussocoura ; Oumou ; Fatoumata ; Kadiatou ; Assetou et Aminata*

Courageux, très compréhensifs, c'est une fierté de vous avoir à mes côtés car vous êtes tout simplement formidables.

Aucune dédicace ne pourrait exprimer mon attachement, mon amour. Puisse ALLAH vous donner longue vie et tout le bonheur possible. Amen

A mes beaux-parents et logeurs à Bamako: Komodian SIDIBE et Bintou SIDIBE

Chèrs beaux-parents, aucun mot ne pourrait exprimer mon amour et mon attachement. Vous avez été plus que des beaux-parents pour moi. Vous êtes dévoués, croyants et généreux. Merci d'être toujours avec moi. Merci pour le merveilleux cadeau, votre fille adorée **Pinda SIDIBE** (ma fiancée et future épouse). Merci pour votre amour, votre affection, et vos prières. Que Dieu, tout puissant, vous garde, vous procure santé, bonheur et longue vie pour que je puisse vous rendre un minimum de ce que je vous dois.

Aux autres membres de ma belle-famille: Ousmane SIDIBE et épouses

**Mes beaux-frères et belles sœurs : Kassim SIDIBE ; Modibo SIDIBE ; Badiè
SIDIBE ; Mahamadou SIDIBE ; Assi SIDIBE ; Oumou SIDIBE et autres**
Merci pour le soutien, l'accompagnement, la disponibilité, la sympathie et surtout
l'accueil que vous m'avez fait. Je vous serai toujours reconnaissant. Que DIEU
vous accompagne dans vos projets avec succès. Amen

A ma chère fiancée ; la future maman de mes enfants : Pinda SIDIBE

Merci pour ton amour, ta gentillesse et ta générosité. Merci pour tout ce que tu fais
pour moi. Femme courageuse, dévouée, croyante et respectueuse. C'est le lieu
aujourd'hui pour moi de te témoigner la bonne éducation reçue de tes parents. Tu
m'exprime confiance et amour. Je suis persuadé que tu seras pour moi l'épouse
dont j'ai tant rêvé d'avoir. Que DIEU nous donne la chance d'être unis pour
toujours ; qu'il nous donne longue vie couronnée de bonheur, de santé avec de
beaux enfants bénis. Amen

A mes amis : Seydou SIDIBE; Garba GUINDO; Chaka SAMAKE et autres

Aucune dédicace ne pourrait exprimer mon amour. Merci de m'avoir
accompagné et soutenu durant toutes ces années. Merci d'être toujours près de
moi. Merci pour tous les merveilleux moments de joie et de folie qu'on a passé
ensemble.

REMERCIEMENTS

A mes enseignants du primaire, du secondaire, de la faculté de Médecine, de Pharmacie et d'Odontostomatologie, trouvez dans ce travail chers Maitres, le témoignage de ma profonde gratitude ainsi que l'expression de mes affections chaleureuses pour la qualité de l'enseignement dont j'ai bénéficié.

Au Pr Mamadou TRAORE, médecin chef du CSREF CV, Chevalier du mérite national :

Monsieur le professeur, nous avons bénéficié de votre savoir médical et votre savoir être. Nous en sommes très fiers. Trouvez dans ce modeste travail, cher Maitre, l'expression de notre profonde gratitude et nos sincères remerciements. Que le tout puissant vous accorde longévité et santé. Amen

A la sage-femme maitresse (Mme KONE Assétou Z DEMBELE) et à toute son équipe.

A mes chers maîtres formateurs :

Dr Traoré O M; Dr Traoré S O; Dr Silimana Fanta ; Dr Sissoko Hamady; Dr Camara Daouda ; Dr Hamidou Albachar ; Dr Tall Saoudatou ; Dr Koné Joseph.
Merci chers maîtres pour l'enseignement de qualité et vos conseils qui nous accompagneront durant toute notre carrière.

A toute l'équipe du bloc opératoire.

Aux anciens chefs d'internes du Csréf CV : je cite Dr Mamadou TRAORE ; Dr Alassane DIAKITE ; Dr Adama Drissa TRAORE ; Dr Marou COULIBALY et autres. **A tous les anciens internes du Csréf CV**

A toutes les équipes d'internes :

-        En commençant par mon équipe : Souleymane SOGOBA, Ichaka DJIBO, Chaka CISSAO, Ousséni OULALE, Mariam NADIO, Adama SISSOKO, Falaye B SISSOKO,
-        Luc Oumar TEMBELY et équipe
-        Arouna DEMBELE et équipe
-        Moussa DIAWARA et équipe

-          Kaleb KODIO et équipe

Merci pour la collaboration et la confiance placée à ma personne. Bon courage et bonne carrière médicale pour chacun.

A tout le personnel du centre de santé de référence de la commune V du District de Bamako.

Je vous dits merci.

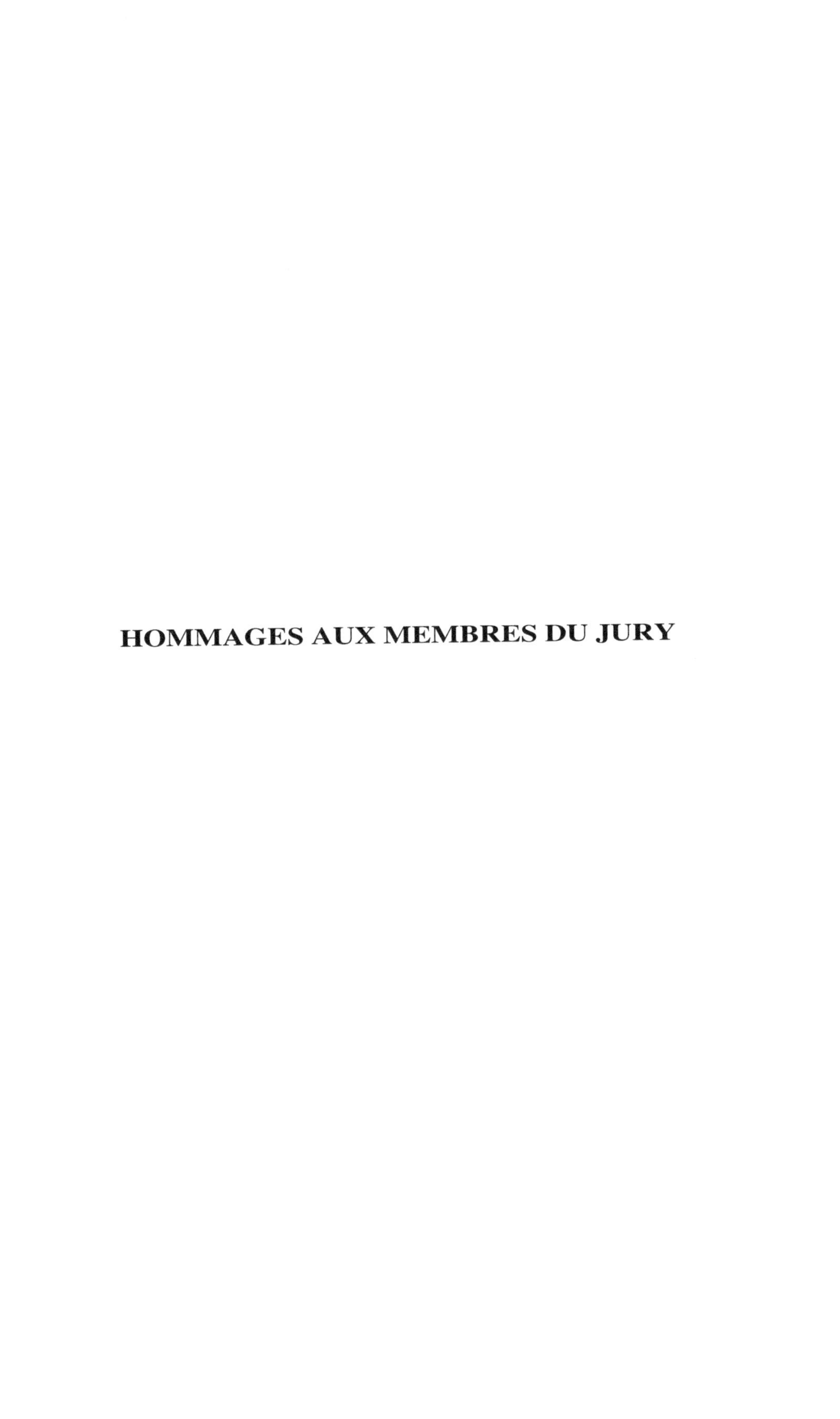

HOMMAGES AUX MEMBRES DU JURY

A notre Maitre et Président du jury : Professeur Adégné TOGO Maître de conférences agrégé en chirurgie générale à la FMOS, Praticien hospitalier au service de chirurgie du CHU Gabriel TOURE, Spécialiste en cancérologie digestive, Membre de la société de la chirurgie du Mali(SOCHIMA), Membre de l'association des chirurgiens d'Afrique francophone(A.C.A.F).

Cher maitre,

Vous avez bien voulu accepter de présider ce jury, nous en sommes très honorés. Votre abord facile, votre rigueur pour le travail bien fait, vos immenses qualités de pédagogues, vos très grandes expériences de la chirurgie et votre disponibilité font de vous un maître exemplaire. Veuillez trouver ici l'expression de notre sincère et profonde gratitude. Nous vous souhaitons santé et longévité pour la perfection de l'école malienne de chirurgie.

A NOTRE MAITRE ET MEMBRE DU JURY : Docteur Joseph KONE

Spécialiste en Anesthésiste Réanimation

Diplômé en Bio-Statistiques et Méthodologie de Recherche Clinique Diplômé de Pédagogie Universitaire et Médicale, Détenteur d'un Certificat Universitaire en Anglais Médical, Chercheur à l'Unité de Recherche et de Formation en Santé de la Mère et de l'enfant. Membre des Sociétés savantes d'Anesthésie Réanimation et de Chirurgie, Chef du service d'Anesthésie Réanimation et Responsable Technique du bloc opératoire du Centre de Santé de Référence de la Commune V du district de Bamako.

Cher maitre,

Vous avez accepté de jugcr ce travail malgré vos multiples activités. Nous avons beaucoup apprécié votre bon sens et votre amour pour le travail bien fait. Votre simplicité, votre abord facile, vos connaissances scientifiques et vos qualités humaines font de vous un maitre inoubliable et hautement respecté. Nous vous remercions de votre aide et vos conseils. Veuillez recevoir nos hommages respectueux.

A notre maitre et membre du jury : Docteur Amadou BOCOUM, Maître assistant en gynécologie obstétrique à la Faculté de Médecine et d'Odontostomatologie, Praticien hospitalier au service de gynécologie obstétrique du CHU Gabriel TOURE, Titulaire d'un Diplôme interuniversitaire d'échographie en gynécologie et obstétrique en France, Titulaire d'un Diplôme interuniversitaire de Cœlioscopie en gynécologie en France, Titulaire d'un Diplôme de formation médicale spécialisée en chirurgie gynécologie obstétrique en France, Membre de la SOMAGO.

Cher maitre,

Vous avez accepté avec gentillesse et compréhension de juger honorablement cette thèse. Nous avons été séduits par votre dévouement, votre détermination et votre attachement au travail bien fait.

Nous vous prions de trouver ici le témoignage de notre grande et profonde admiration. Que le tout puissant vous accompagne dans tous vos projets avec succès (**Amen**).

A notre Maitre et Codirecteur de thèse : Docteur Daouda CAMARA

Gynécologue Obstétricien, Praticien hospitalier au Centre de Santé de Référence de Kati, Chef d'unité de la maternité au Centre de Santé de Référence de Kati

Cher maitre,

Vous nous avez inspiré cette thèse. En dépit de vos multiples activités, vous avez toujours su vous rendre disponible pour nous conseiller judicieusement dans la réalisation de ce travail. Votre modestie, votre bonté et vos expériences professionnelles forcent notre admiration. Permettez-nous de vous exprimer notre entière reconnaissance et notre profond respect.

Que le tout puissant vous aide à aller jusqu'au bout de vos ambitions professionnelles (**Amen**).

A notre maitre et directeur de thèse : Professeur Youssouf TRAORE

Professeur agrégé en gynécologie obstétrique de la Faculté de Médecine et d'odontostomatologie, Praticien gynécologue obstétricien au service de gynécologie obstétrique du CHU Gabriel TOURE, Président de la société malienne de gynécologie obstétrique (SOMAGO), Vice-président de la société Africaine de gynécologie Obstétrique (SAGO), Modérateur national et expert sur la PTME au Mali, Titulaire d'un diplôme universitaire « Méthode de recherche clinique et épidémiologie » de Bordeaux II, Membre de la société de chirurgie du Mali (SOCHIMA), Enseignant chercheur.

Cher maitre,

Tout le plaisir est pour nous de vous avoir comme directeur de thèse. Malgré vos multiples responsabilités, vous avez accepté avec bonté et sans réserve de diriger ce travail. Vos qualités humaines et intellectuelles, votre rigueur scientifique, vos compétences et la qualité de votre enseignement font de vous un maître de référence. Soyez rassuré de notre reconnaissance éternelle. Puisse le seigneur vous accorder santé et longévité (**Amen**).

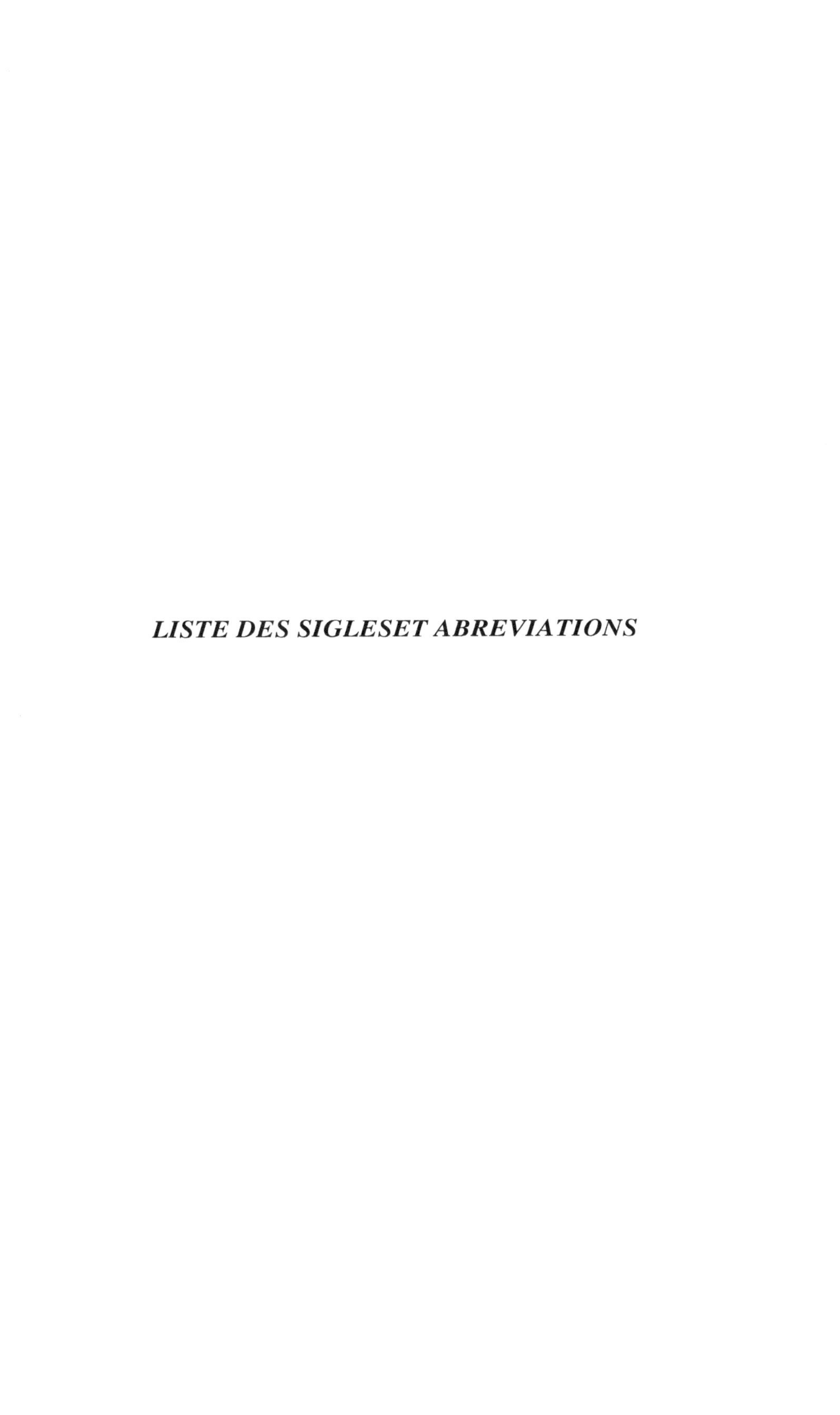

LISTE DES SIGLESET ABREVIATIONS

<u>**LISTE DES ABREVIATIONS**</u>

AG : Anesthésie Générale
AMIU : aspiration manuelle intra-utérine
CHU : centre hospitalier universitaire
CHU-Point G : Centre Hospitalier Universitaire du Point G
Cm : Centimètre
CSCOM : Centre de Santé Communautaire
CSREF C V : Centre de Santé de Référence de la Commune V
CPN : Consultation Prénatale
g : gramme
g/dl : Gramme par décilitre
H : Heure
Hb : Hémoglobine
HPP : Hémorragie du Postpartum
HRP : Hématome Rétro placentaire
HTA : hypertension artérielle
L : Litre
Mm : Millimètre Mn : Minute
PTME : Prévention de la Transmission Mère-Enfant
SA : Semaine d'Aménorrhée
> : supérieur
< : inférieur
≥ : supérieur ou égal
≤ : inférieur ou égal

SOMMAIRE

INTRODUCTION

I. <u>**INTRODUCTION**</u>

L'hystérectomie est une opération chirurgicale pratiquée dans l'objectif de supprimer partiellement ou totalement l'utérus d'un patient [1]. Elle est envisagée soit après l'échec du traitement médical de saignements rebelles, soit lorsqu'un fibrome utérin entraine des symptômes gênants, soit en cas de cancer utérin [2]. L'hystérectomie d'hémostase est l'ultime recours pour sauver la vie de la patiente au prix du sacrifice de son utérus lorsqu'une hémorragie du post-partum a résisté aux méthodes chirurgicales conservatrices et à l'embolisation [2]. L'hémorragie se produit dans moins de 3% des accouchements [3]

Elle est actuellement responsable de 150 000 décès par an dans le monde [4]. Elle reste la première cause de mortalité maternelle dans les pays en voie de développement alors que dans les pays développés, elle représente la 2ème ou 3ème étiologie de mortalité maternelle [5]. La France reste dans ce contexte une exception car les hémorragies de la délivrance restent à ce jour la 1ère cause de décès maternel [5]. L'hystérectomie d'hémostase reste cependant, dans l'ensemble de l'arsenal thérapeutique, une technique incontournable, qu'elle soit réalisée suite à un accouchement par les voies naturelles ou lors d'une césarienne même si le choix demeure toujours difficile pour le médecin accoucheur [5]. Dans les pays développés, elle est de moins en moins pratiquée, sa fréquence se situe entre 0,04% et 0,28% [6]. En Afrique cette fréquence reste élevée et estimée entre 0,4% et 1,25% [6]. Elle est passée de 1,25 % en 2006 à 0,81% en 2014 [7] à Niamey. Au Mali, KEÏTA M N [8] a trouvé une fréquence de 1,33%. La pratique de cette intervention s'accompagne parfois de complications redoutables qui sont entre autre: l'anémie, les complications de l'appareil urinaire, l'hémorragie secondaire, la suppuration pariétale, les syndromes fébriles, le décès.

Une étude Américaine a retrouvé une mortalité maternelle non négligcable de 1.6% [9]. Au vu de tous ces résultats, nous avons initié cette étude pour évaluer l'hystérectomie d'hémostase au centre de santé de référence de la commune v du district de Bamako.

II. **OBJECTIFS**

1- OBJECTIF GENERAL

Etudier les hystérectomies d'hémostase au CSREF de la commune V du district de Bamako

2- OBJECTIFS SPECIFIQUES

- ➤ Déterminer la fréquence des hystérectomies d'hémostase.
- ➤ Déterminer le profil sociodémographique des patientes.
- ➤ Décrire les aspects cliniques des patientes.
- ➤ Décrire les indications de ces hystérectomies d'hémostase.
- ➤ Déterminer le pronostic.

III. <u>**GENERALITES**</u>

1- <u>**Définition**</u> : Hystérectomie d'hémostase

L'hystérectomie d'hémostase est l'ultime recours pour un sauvetage de la vie de la patiente, au prix du sacrifice de son utérus lorsqu'une hémorragie du post- partum a résisté aux méthodes chirurgicales conservatrices et à l'embolisation [2].

2- <u>**Rappel anatomique et physiologique de l'utérus gravide**</u> :

L'utérus gravide est l'utérus contenant le conceptus. A terme, il est constitué de trois segments étagés, différents morphologiquement et fonctionnellement, dont le corps utérin, le segment inférieur et le col utérin [10].

Du point de vue fonctionnel, l'utérus gravide peut être assimilé à un ensemble de muscles arciformes dont le corps constitue le ventre, le segment inférieur, les tendons et le col. Le segment inférieur est un organe passif qui transmet et module les contractions du corps vers le col ; il se laisse distendre et favorise ainsi l'accommodation. Le col utérin protège l'œuf de l'infection exogène par sa sécrétion qui est le bouchon muqueux [10].

Du point de vue morphologique, les trois parties de l'utérus gravide ont chacun leurs caractères particuliers :

2.1- <u>le corps utérin</u> :

Le corps utérin constitue l'organe de gestation. Celui-ci présente des modifications importantes au cours de la grossesse.

Sa richesse musculaire fait de lui l'organe moteur dont la force contractile intervient pour faire progresser le mobile fœtal au cours de l'accouchement ainsi que son expulsion [11].

2.1.1- <u>Le fundus utérin :</u>

En début de grossesse, il est pelvien

A la fin du 2ème mois, il déborde le bord supérieur du pubis

A la fin du 3ème mois, il est à environ 8cm, soit 3 travers de doigt au-dessus du pubis, il devient nettement palpable. A partir de ce stade, il s'éloigne chaque mois du pubis d'environ 4cm :

-   A 4 mois et demi, il répond à l'ombilic.

-   A terme, il est à 32cm du pubis.

2.1.2- **Les dimensions :**

Pour la longueur : - à la fin du 3ème mois : de 10 à 13cm ; A la fin du 6ème mois : de 17 à 18cm ; A terme : de 31cm ;

Pour la largeur : - à la fin du 3ème mois : de 8 à 10cm ;

-   à la fin du 6ème mois : de 18cm

-   et à terme : de 23cm

2.1.3- **Forme :**

Au cours du 1er mois, l'utérus peut avoir un développement asymétrique. Mais au 2ème mois, il est sphérique, semblable à une " orange ". Au 3ème mois, à un " pamplemousse ".

Après le 5ème mois, il devient cylindrique, puis ovoïde à grosse extrémité supérieure. En fait, la forme n'est pas toujours régulière surtout en fin de grossesse, où elle dépend de la présentation et de la parité qui diminue la tonicité de la paroi utérine. Il est asymétrique ou étalé transversalement dans certaines malformations (utérus cordiforme…).

2.1.4- **Direction :**

Au début de la grossesse, l'utérus habituellement antéversé, peut tomber en rétroversion. Mais quelle que soit sa direction, il se redresse spontanément dans le courant du 2ème ou 3ème mois.

> **A terme :**

-   Sa direction sagittale dépend de l'état de tonicité de la paroi abdominale.

-       Dans le plan frontal, l'utérus, légèrement incliné vers la droite, présente un mouvement de torsion vers la droite. Cette dextrorotation varie en fonction du degré d'engagement de la présentation et de tonicité de la paroi. Son importance peut entraîner une dysaxie.

2.1.5- Epaisseur de la paroi :

Au début de la grossesse, la paroi utérine s'hypertrophie et son épaisseur vers le 4ème mois est de 3cm. Puis, elle s'amincit progressivement en raison de l'arrêt de l'augmentation de la masse musculaire, alors que la cavité utérine s'accroît.

Au voisinage du terme, son épaisseur est d'environ 10mm sur les faces latérales et de 4mm au niveau du fundus.

2.1.6- Consistance :

Elle est élastique et souple. Parfois, sa mollesse rend difficile la délimitation du fundus par le palper. Au cours du palper, il arrive qu'elle devienne dure sous l'influence d'une contraction.

2.1.7- Poids : A terme elle est de 800 à 1200g.

2.1.8- Capacité : A terme, elle est de 4 à 5l.

2.2- Le segment inférieur :

Le segment inférieur est la partie basse, amincie, de l'utérus gravide à terme, situé entre le corps et le col utérin. C'est une entité anatomique et physiologique créée par la grossesse ; il disparaît avec elle. Sa minceur, sa faible vascularisation en font une région de choix pour l'hystérotomie des césariennes, mais aussi pour les ruptures utérines. Par ailleurs, il correspond à la zone d'insertion du placenta prævia.

2.2.2- Limites :

La limite inférieure : correspond, avant le travail, à l'orifice interne du col.

La limite supérieure : moins nette, correspond au changement d'épaisseur de la paroi utérine et siège à environ 2cm au-dessous de la zone d'adhérence intime du péritoine. Elle est parfois marquée par l'existence d'une grosse veine transversale, la veine coronaire de l'utérus.

2.2.3- Dimensions :

A terme, le segment inférieur mesure environ : 7 à 10 cm de hauteur, 9 à 12cm de largeur et 3cm d'épaisseur. Les dimensions varient selon la présentation et le degré d'engagement. Sa minceur permet parfois de sentir le fœtus.

2.2.4- Formation :

Le segment inférieur se constitue au dépend de l'isthme utérin et de la partie supra vaginale du col, comme le confirme la présence, au niveau du col, de cicatrices de césariennes segmentaires. Son début est variable et sa formation est progressive. Il acquiert une définition nette vers le 6ème mois chez la primipare. Chez la multipare, son développement est plus tardif.

2.3- Le col utérin :

Organe de la parturition, le col utérin se modifie essentiellement pendant le travail.

2.3.1- Situation – Direction :

A partir du 3ème mois, le col se porte progressivement en haut et en arrière. Il est parfois difficilement accessible au toucher vaginal.

2.3.2- Aspect – Dimensions :

Pendant la grossesse, ses dimensions sont stables. Il est rose violacé avec, dans l'endocol, un bouchon muqueux dense.

Pendant le travail, sous l'effet des contractions utérines, il va successivement s'effacer puis se dilater :

Par le phénomène d'effacement, l'orifice interne perd de sa tonicité et le canal cervical, s'évasant progressivement, s'incorpore à la cavité utérine.

La dilatation se caractérise par l'ouverture de l'orifice externe, comme le diaphragme d'un appareil photographique.

Si la succession des deux phénomènes est de règle chez la primipare, il n'en est pas de même chez la multipare, dont l'effacement et la dilatation du col évoluent souvent de pair.

2.3.3- Consistance :

Le col se ramollit au bout de quelques semaines de grossesse.

Il devient mou comme la lèvre (Tarnier). Au cours des dernières semaines de grossesses le col devient très mou sur toute sa hauteur : on dit qu'il mûrit.

2.3.4- Etat des orifices du col utérin :

➢ **L'orifice externe** :

- Chez la primipare, reste, en général, fermé jusqu'au début du travail.

- Chez la multipare, au contraire, il reste souvent perméable (C'est le col déhiscent de la multipare).

➢ **L'orifice interne** : reste fermé jusqu'au début du travail.

2.4- Rapports anatomiques de l'utérus gravide :

2.4.1- Les rapports anatomiques du corps utérin :

L'utérus gravide est entouré de son péritoine viscéral dans lequel on retrouve l'artère utérine et l'uretère pelvien.

Pendant les premiers mois de grossesse, l'utérus est l'organe central de la cavité pelvienne chez la femme. Il est en en rapport avec la vessie en avant et avec le rectum en arrière. Au terme de la grossesse, il est devenu abdominal et ses rapports anatomiques sont différents selon ses trois parties [12].

L'utérus à terme est en rapport avec :

➢ **En avant :**

La paroi abdominale antérieure : qui s'amincit et la ligne blanche s'élargit particulièrement dans la région ombilicale.

La minceur de cette région doit inciter le chirurgien à la prudence lorsqu'il incise la paroi abdominale.

Parfois, le grand omentum et plus rarement, des anses grêles s'interposent.

➢ **En arrière :**

La colonne rachidienne flanquée de la veine cave inférieure et de l'aorte abdominale. Le contact de l'utérus avec le rachis se fait jusqu'à la hauteur de la

3ème vertèbre lombaire et répond à la partie inférieure du duodéno-pancréas et à quelques anses intestinales. En décubitus dorsal:

-        la compression de l'aorte ou de l'artère commune droite par l'utérus gravide se traduit par la diminution du pouls fémoral entre les contractions : effet dit Posol.

-        la compression de la veine cave inférieure par l'utérus relâché provoque parfois un syndrome hypotensif grave : le choc postural ou syndrome de compression cave inférieure. Les muscles grands psoas, croisés par les uretères.

> **En haut :**

Le grand omentum et le colon transverse qui refoule plus ou moins :

*   en arrière : l'estomac ;

*   à droite : le bord inférieur du foie et la vésicule biliaire ;

*   plus bas, sur les bords latéraux se trouvent reportés les trompes utérines, les ligaments ronds et propres de l'ovaire.

> **A droite :**

Le colon ascendant, le caecum et l'appendice vermiforme. Lorsque le caecum est libre, il ascensionne avec l'appendice au-dessus de la crête iliaque. Dans 88% des cas, l'appendice est au-dessus de la crête iliaque après 7 mois de grossesse. Les annexes droites, placées dans un plan postérieur, sont cachées par l'utérus.

> **A gauche :**

Les anses grêles et le colon sigmoïde qui recouvre l'annexe gauche. Il n'est pas rare, en fin de grossesse, que les anses grêles et le colon sigmoïde tendent à déborder en avant. Le ligament rond gauche est visible dans la totalité de son trajet.

2.4.2- <u>les rapports anatomiques du segment inférieur :</u>

➢ La face antérieure :

La vessie est le rapport essentiel. Elle ascensionne généralement en fin de gestation, lorsque la présentation est engagée et devient supra pubienne. Suivant son degré de réplétion, elle masque plus ou moins le segment inférieur. Les adhérences vésicales après césarienne favorisent l'ascension plus ou moins haut de la vessie d'où la prudence à l'incision de la paroi abdominale, lorsque la présentation est fixée au détroit supérieur et lorsqu'il existe un utérus cicatriciel. La partie supérieure de la face antérieure du segment inférieur est recouverte par le péritoine vésical peu adhérent (en raison de l'imbibition gravidique du tissu cellulaire sous péritonéal). Elle répond à la vessie dont elle est séparée par le cul de sac vésico-utérin (et sa profondeur dépend de la situation abdominale ou pelvienne de la vessie).

La partie inférieure de la face antérieure du segment inférieur répond au septum vésico-utérin (qui la sépare de la base vésicale). Ce septum constitue un plan de clivage exsangue.

➢ Face postérieure :

Recouverte du péritoine, elle répond, par l'intermédiaire du cul de sac recto utérin devenu plus profond, au rectum.

➢ Les faces latérales :

Elles sont en rapport avec les paramètres contenant les vaisseaux utérins et l'uretère pelvien. L'uretère est appliqué sur les faces latérales du segment inférieur immédiatement au-dessus du fornix vaginal.

La direction des uretères est déterminée à terme par une ligne allant de la bifurcation iliaque à l'épine du pubis. Par ailleurs, du fait de la dextrorotation de l'utérus, l'uretère gauche chemine pendant un court trajet sur la face antérolatérale gauche du segment inférieur. C'est à ce niveau qu'il a pu parfois être blessé au cours de césariennes segmentaires transversales.

En fait, le décollement segmento-vésical et le refoulement de la vessie entraînent en bas l'uretère qui se trouve ainsi éloigné de l'incision segmentaire.

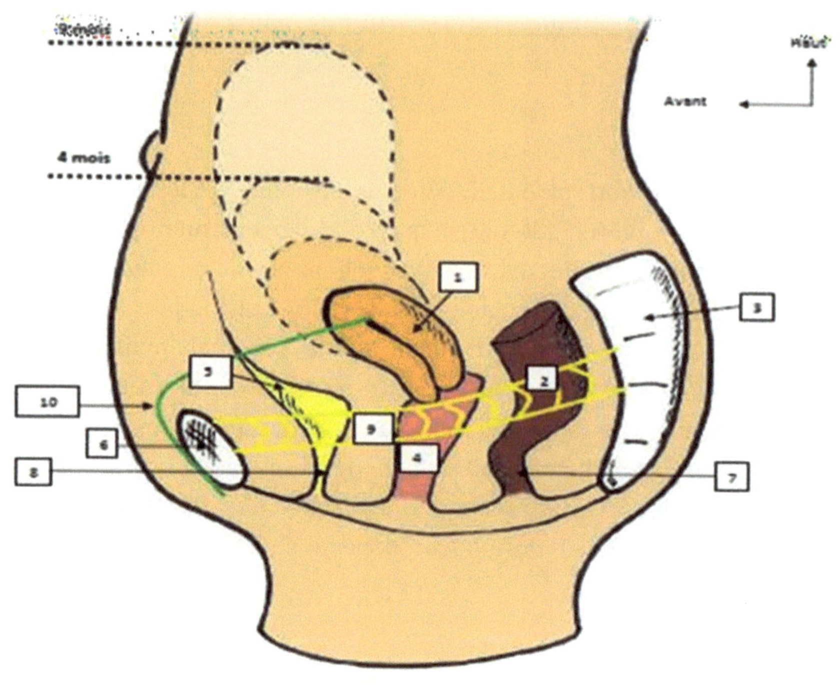

<u>Schéma n°1</u> : Rapports de l'utérus gravide [13]

1=utérus 2= rectum

3= sacrum

4= vagin

5= vessie

6= pubis / symphyse pubienne

7= canal anal

8= urètre

9= lame sacro-recto-vésico-pubienne

10= ligament rond

2.5- <u>Vascularisation de l'utérus gravide :</u>

2.5.1- <u>Les artères :</u>

> **L'artère utérine :**

- Au niveau de l'utérus gravide, l'artère utérine s'étire, déroule ses spires et augmente sa longueur qui triple ou même quadruple, alors que son calibre augmente très peu et ne double jamais.

Du point de vue histologique, les modifications essentielles consistent dans l'accroissement considérable de la tunique externe (Rouvier) [11].

C'est après la délivrance que la rétraction de l'artère utérine entraîne une augmentation de son diamètre.

- Les branches externes : conservent leur disposition hélicine même dans l'utérus à terme. Elles forment de nombreuses anastomoses surtout en regard de l'aire placentaire.

> **L'artère ovarienne :**

L'augmentation de calibre de l'artère ovarienne croit de son origine à sa terminaison pour atteindre dans la région infra-annexielle un calibre égal à celui de l'artère utérine et s'anastomoser à plein canal. Elle double et même triple de diamètre pendant la grossesse.

> **L'artère funiculaire :**

Elle est, pour l'utérus gravide, d'une importance fonctionnelle négligeable.

2.5.2- <u>Les veines utérines :</u>

Elles subissent une augmentation de nombre et de volume plus considérable que celle des artères. Il n'y a pas, dans le corps utérin gravide, de zone de vascularisation veineuse minima. Dans la paroi du segment inférieur et dans celle du col, cheminent de nombreuses veines de calibre inférieur à celles du corps.

2.5.3- <u>Les lymphatiques :</u>

Le courant lymphatique principal est le groupe iliaque externe ; parmi eux, le ganglion de Leveuf et de Godard. Le réseau d'origine provient de différentes tuniques (réseau muqueux musculaire et séreux). Le réseau collecteur péri utérin qui collecte la lymphe des trois réseaux d'origine est formé par le réseau corpo réal et le réseau cervical. Elles s'hypertrophient peu pendant la grossesse [11,12].

2.6- <u>L'innervation :</u>

Tous les nerfs utérins proviennent du plexus hypogastrique ; le filet nerveux utérin est constitué d'un pédicule cervico-isthmique et d'un pédicule corpo réal. Ce filet donne des ramus cules d'une extrême ténuité dans la paroi utérine. Il n'y a pas de modification importante au cours de la grossesse, à part l'importance de l'innervation du segment inférieur et du col. Ce qui explique leur rôle dans le déclenchement du travail comme point de départ du réflexe nerveux [11,12].

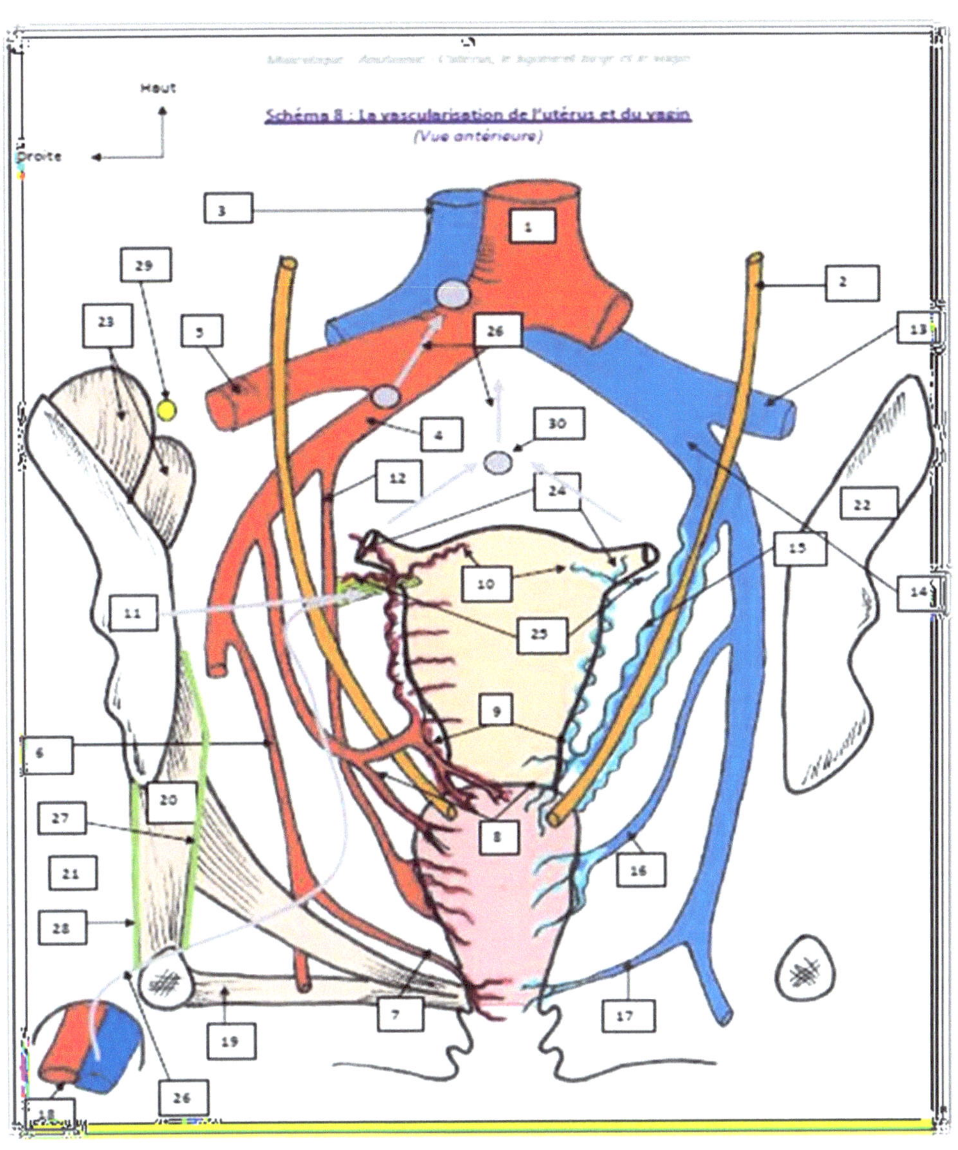

Schéma n°2 : La vascularisation de l'utérus [13]

1= Aorte

2=uretère

3=veine cave inférieure

4=artère iliaque interne

5=artère iliaque externe

6=Artère rectale moyenne

7=Artère rectale inférieure

8=Artère et Veine vésico-vaginales

9=Artère et Veine cervico-vaginales

10=Artère et Veine rétrogrades du fond utérin

11=ligament rond

12=artère vaginale

13=Veine Iliaque externe

14=Veine Iliaque interne

15=Veine rétro-utérine

16=Veine vaginale

17=Veine rectale inférieure

19=périnée

20=Muscle obturateur interne

21=Muscle élévateur de l'anus

22=os coxal

23=Muscle psoas iliaque

24=artère et veine tubaires médiales

25=Artère et Veine ovariques médiales

26=drainage lymphatique

27=membrane obturatrice

28=aponévrose obturatrice

29=nerf crural

30=ganglion pré-sacré

3- <u>Technique opératoire :</u>

➤ Positions :

Patiente en décubitus dorsal, les jambes pendantes et les membres supérieurs surélevés ; l'opérateur se met à droite de la patiente et deux aides en face de lui dont une pour passer les pinces et une autre pour être la première aide opératoire [14].

➤ Anesthésie :

L'intervention peut être réalisée sous anesthésie générale avec intubation trachéale et surveillance stricte sinon on peut intervenir sous rachianesthésie dans certains cas [15,16].

➤ Les voies d'abord :

- Si après une césarienne :

Il faut conserver la voie d'abord ancienne, seulement agrandie latéralement en cas d'incision transversale et agrandie vers le haut en cas d'incision médiane sous ombilicale.

- Si après un accouchement par voie basse :

On peut aborder par une laparotomie transversale sus pubienne ou par une laparotomie médiane sous ombilicale [14,17].

3.1- <u>Matériel :</u>

Le matériel se compose de :

- ➤ Un bloc opératoire ;
- ➤ Des moniteurs d'anesthésie ;
- ➤ Une table d'opération ;
- ➤ Des champs opératoires ;
- ➤ Un kit de médicaments ;
- ➤ Et une boite pour hystérectomie.

Dénominations (Boîte pour hystérectomie)	Quantités
Boîte inox 50X20X12 cm	1
Pince Michel double usage	1
Agrafes Michel Perfect, 14 mm (boite de 100)	1
Ciseaux Mayo-Harrington droits 22,5 cm	1
Ciseaux Metzembaum-Nelson courbes 25 cm	1
Ciseaux Wertheim 22,5 cm	1
Canule de Yankauer 27 cm	1
Pince Heywood-Smith 20 cm	1
Hysterolabe Dartuigues	1
Pince Kocher-Ochsner a/g courbe 16 cm	4
Pince Kocher-Ochsner a/g droite 16 cm	4
Pince à champ Backhaus 15 cm	4
Pince Clamp Doyen droite 23 cm	2
Pince Museux 24 cm, 6mm	1
Pince à dissection s/g 20 cm	1
Pince à dissection a/g 20 cm	1
Pince Guyon 23 cm	1
Pince Babcock 20 cm	1
Stylet porte coton 30 cm	1
Valve doyen 75x45 mm	1
Valve doyen 90x45 mm	1
Valve doyen 110x45 mm	1
Valve Kelly 190x38 mm	1
Valve Kelly 190x57 mm	1

3.2- <u>Préparation de la patiente:</u>

La préparation préopératoire du patient commence la veille au soir. Celui-ci reçoit un repas léger car il devra être à jeun à partir de minuit : c'est la partie physique de la préparation. Une préparation psychologique est aussi proposée pour que le patient soit informé et aussi détendu que possible avant l'intervention. Enfin, on prépare localement la zone sur laquelle l'opération sera réalisée, c'est le champ opératoire [18].

Dans le contexte où l'intervention s'impose en urgence qui est le nôtre, nous procédons comme suite :

- Si la patiente est sous rachianesthésie, la préparation psychologique est faite sur la table opératoire puis information de la famille.

- Si elle est sous anesthésie générale seule la famille est informée de la décision

Dans les deux cas on termine la phase préparatoire par un badigeonnage du site opératoire avec de la Bétadine dermique.

3.3- <u>Technique proprement dite :</u>

> ### <u>En cas d'une hystérectomie subtotale :</u>

- **Après césarienne segmentaire transversale** :

La section utérine au niveau de l'hystérotomie sera complétée circulairement.

A l'ouverture du péritoine, on aborde le segment inférieur qui sera prolongée d'un coup de ciseau jusqu'au ligament rond, à 2 cm de la corne utérine. Puis une section hémostase du ligament rond puis du ligament utéroovarien; dissection du ligament large et ligature des artères utérines [Schéma n°3].

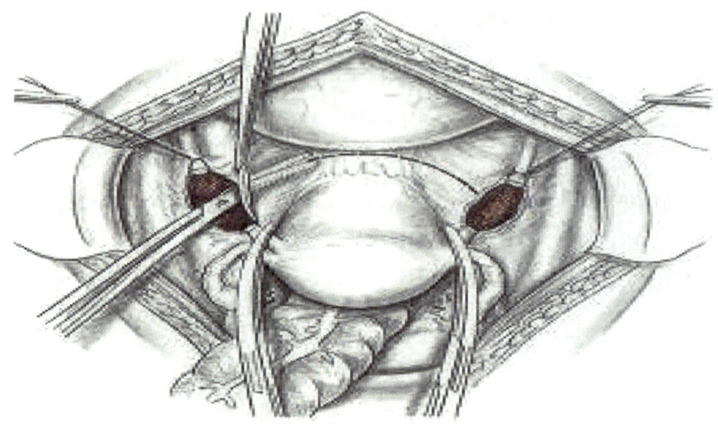

Schéma n°3 : Ligature section du ligament rond, décollement vésico-utérin, ligature du pédicule de la corne utérine d'après Kamina [11].

L'hystérectomie suit ce temps de section des ligaments et ligature des vaisseaux avec surjet hémostatique sur chaque tranche de section ; rapprochement des lèvres par quelques points en X pour ne laisser qu'un orifice médian de 2 à 3cm suivie d'une péritonisation enfouissant le moignon du ligament rond et des utéro-ovariens [Schéma n°4]. La mise en place d'un drain dans le douglas, une fermeture plan par plan de la paroi, et pansement terminent l'intervention [19].

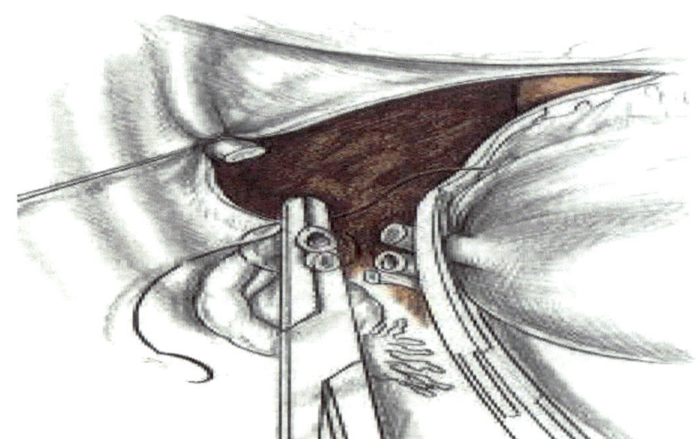

Schéma n°4 : Section des pédicules utéro-ovariens, d'après Kamina [11].

- **Après césarienne verticale segmentaire :**

La section horizontale doit en principe partir de l'angle inférieur de l'hystérotomie, descend très bas ; il faut de la prudence pour tailler le segment inférieur en sifflet avec un plan de section oblique en bas et en avant [19,20]. c- Après rupture utérine segmentaire :

En cas de déchirure verticale : il faut tailler l'utérus en biseau, un drainage large, une péritonisation parfaite, un cloisonnement colo-vésical au besoin [21].

> **<u>En cas d'une hystérectomie totale :</u>**

On procède à :

- une section hémostase des ligaments ronds et des utéro-ovariens ;

- une dissection du ligament large ;

- une section et ligature des utérines [Schémas n°5];

- un décollement vésical qui doit être plus poussé jusqu'à la face antérieure du vagin [Schéma n°6];

- une ouverture du vagin sur sa face antérieure ;

- un repérage de la jonction col et vagin par une palpation si le col est non dilaté,

- Si la dilatation du col est importante ou complète : il faut une incision verticale du segment inférieur sur la ligne médiane, puis incision du col jusqu'à ce que le vagin soit atteint ; ceci sera associé à une section circulaire du vagin complétée latéralement puis en arrière ;

- une hémostase des cervico-vaginales ;

- une section du vagin ;

- une hémostase de la tranche vaginale par deux hémi surjets et quelques points en X au niveau de l'angle ;

- après avoir réalisé l'hystérectomie en bloc, on met un drain dans le douglas pendant 48heures ;

-   une fermeture plan par plan de la paroi;

-   et pansement [19,20]

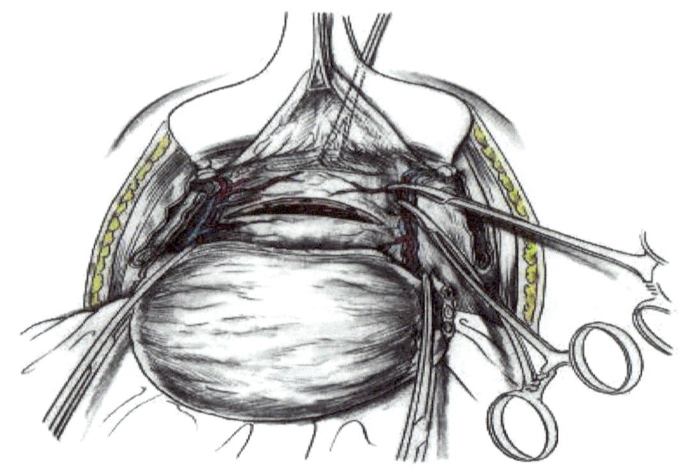

<u>Schéma n°5</u> : Clampage du pédicule utérin d'après Kamina [11].

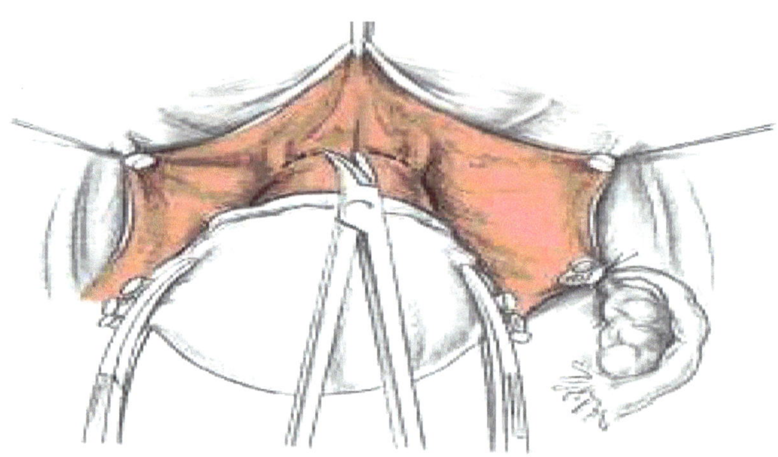

<u>Schéma n°6</u>: Dissection du septum vésico-utérin d'après Kamina [11]

4- <u>Complications des hystérectomies d'hémostase</u>:

Comme pour toute intervention chirurgicale, des complications peuvent survenir.

4.1- <u>Les complications per opératoires</u> :

➢ **Les hémorragies :**

Doivent être appréciées par l'anesthésiste et l'opérateur par la mesure du volume aspiré et le pesage systématique des compresses.
La transfusion en peropératoire sera décidée en fonction du taux de l'hémoglobine de départ.

➢ **Les complications urologiques** :

- **Les plaies vésicales :**

Elles doivent être suturées immédiatement en deux plans au vicryl 3 serti. En cas de doute, il faut faire injecter du bleu de méthylène dans la vessie par la sonde de Foley. La sonde vésicale est lésée 6 à 8jours.

- **Les blessures urétérales :**

Sont rares. Elles se voient en deux endroits, au niveau de la ligature des ligaments lombo-ovariens et au niveau de la ligature des artères utérines.
L'essentiel devant une plaie urétérale est de s'en apercevoir. Le champ est en général envahi par les urines, facile à reconnaître. L'uretère blessé devient flasque. Il suffit de le suivre pour repérer la plaie ou la section. En cas de doute, il faut ouvrir la vessie pour monter une sonde urétérale et repérer l'uretère plus facilement ou faire injecter en intraveineuse de l'indigo carmin qui colore rapidement la fuite. En cas de ligature, il faut bien examiner l'uretère. Une zone contuse ou ischémie doit être réséquée.

En cas de section, il faut soit faire une suture termino-terminalc sur sonde double J si on est au niveau du détroit supérieur et si les deux extrémités une fois libérées sont bien vascularisées et viennent au contact sous traction, soit faire une réimplantation si on est situé bas vers le croisement avec l'artère utérine. Si la réparation immédiate s'avère trop difficile ou trop risquée, il est préférable de réaliser une dérivation provisoire par urétérostomie cutanée. Une plaie réparée n'est rien, la méconnaître est grave. Il ne faut pas hésiter en cas de besoin de demander aide à un collègue urologue.

> **Le décès :**

Il n'est pas rare de voir le décès de la patiente en per ou en postopératoire

4.2- <u>Les complications postopératoires</u> :

Elles représentent 5% environ si on exclut les infections urinaires.

> **Les complications infectieuses :**

- **Les complications urinaires :**

Sont de loin les plus fréquentes puisqu'en moyenne elles touchent une femme sur trois et sont dues au sondage. La prévention par le respect des règles d'asepsie lors de la pose doit être rappelée, de même que l'ablation de la sonde le soir même de l'opération.

- **Les abcès de parois :**

Peu fréquents. Le risque augmente avec la durée de l'intervention, mais diminue si on utilise une antibioprophylaxie. Là encore la prévention reste une asepsie et hémostase correcte

- **L'hématome profond infecté :**

Il s'agit d'un hématome qui se constitue au niveau de la cicatrice vaginale, sous la péritonisation qui s'infecte. Cette complication se rencontre dans
1,4% des hystérectomies. L'hématome infecté se manifeste par la fièvre au quatrième cinquième jour de l'intervention à 38.5 ou 39°C avec des décharges. Cette fièvre s'accompagne de douleurs pelviennes associées parfois à des signes rectaux type ténesme, épreintes. Au toucher vaginal, il existe une masse située au-dessus du vagin, douloureuse ; on la sent mieux au toucher rectal. L'échographie pelvienne montre une collection remplie d'un liquide épais échogène. Le traitement est simple. Il se fait sous anesthésie générale et consiste à ouvrir avec le doigt ou la pointe du ciseau, la cicatrice vaginale. Il s'écoule du pus franc que l'on prélèvera pour examen bactériologique. Les logettes de l'abcès sont effondrées avec le doigt et la cavité lavée avec du sérum, Bétadine

> **Les complications hémorragiques :**

- **Les hématomes pariétaux :**

Sont les complications les plus fréquentes dans les incisions de Pfannenstiel. L'héparinothérapie n'a aucune influence sur la survenue de ces hématomes. Une reprise n'est nécessaire que si leur volume soit important (supérieur à 6cm). Ils favorisent l'apparition d'abcès de parois.

- **Les hémorragies vaginales :**

Sont rares. Elles cèdent en général au tamponnement vaginal. Il s'agit en général d'une artériole vaginale qui n'a pas été prise dans les points de fermeture de l'angle du vagin et s'est invaginée dans la cavité vaginale sous le nœud.

L'importance du saignement est appréciée par le dosage de l'hémoglobine. Le plus souvent un traitement martial suffit. La transfusion n'est nécessaire que pour des taux d'hémoglobines inférieurs à 7 g/dl mal supportés.

> **Les complications thromboemboliques :**

Elles sont rares si on met les patientes à risque sous héparine de bas poids moléculaire.

> **La paralysie du nerf crural :**

Elle est due à une compression du nerf crural par les valves trop longues ou à un hématome du psoas survenant après traitement anticoagulant.

La paralysie régresse en général spontanément en quelques semaines (moins d'un mois dans la moitié des cas). Un traitement physiothérapique (électrocoagulation) peut raccourcir le délai d'évolution.

METHODOLOGIE

IV.   **METHODOLOGIE**

1-   CADRE ET LIEU D'ETUDE

Notre étude a été réalisée dans le service de gynécologie-obstétrique du Centre de Santé de Référence de la Commune V du District de Bamako.

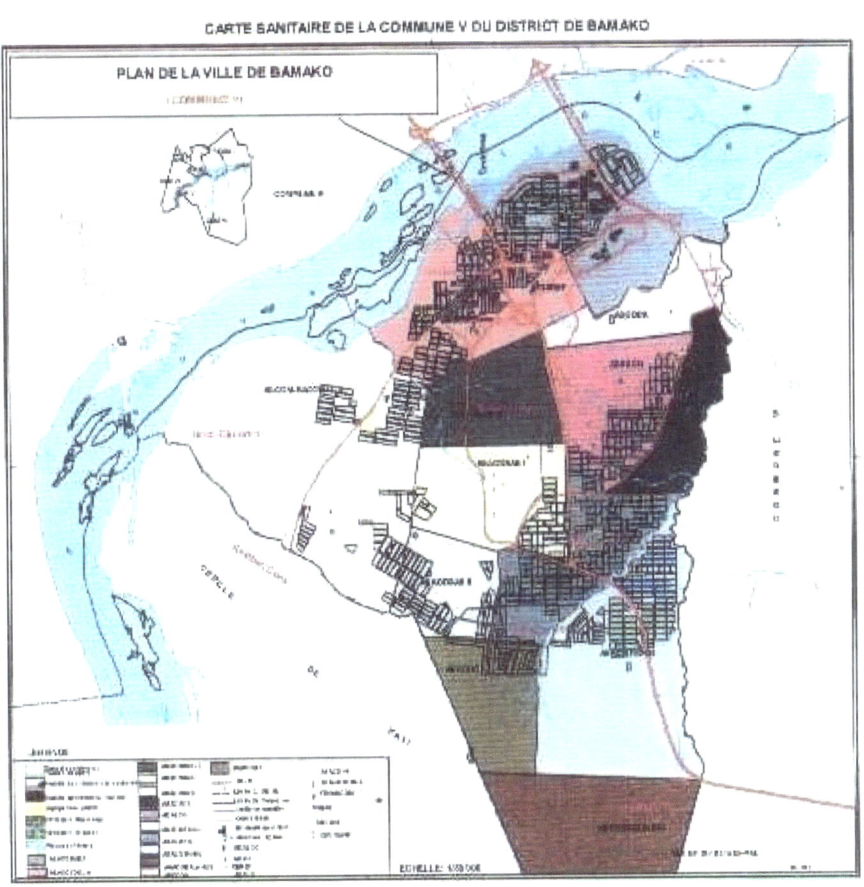

Figure : Carte sanitaire de la commune v du district de Bamako

2-   TYPE D'ETUDE

IL s'agit d'une étude mixte rétrospective sur neuf ans allant du 1er janvier 2007 au 31 décembre 2015 et prospective sur un an s'étendant du 1er janvier 2016 au 31 décembre 2016.

3- PERIODE D'ETUDE

L'enquête a été menée du **1ᵉʳ Janvier 2007 au 31 Décembre 2016**.

4-POPULATION D'ETUDE

Il s'agit de toutes les femmes admises dans le service de gynécologie-obstétrique du CSREF CV du district de Bamako pendant la période d'étude pour accouchement ou pour hémorragie du postpartum.

5- ECHATILLONNAGE :

Il a été exhaustif sur l'ensemble des cas d'hystérectomies d'hémostase durant la période d'étude.

5-1-CRITERES D'INCLUSION :

Il s'agit de toutes les femmes admises dans le service de gynécologie-obstétrique du CSREF CV du district de Bamako pendant la période d'étude chez qui une hystérectomie a été réalisée pour un problème d'hémostase.

5-2-CRITERES DE NON INCLUSION :

Tous les cas d'hystérectomies réalisées dans le service de gynécologie-obstétrique du CSREF C V en dehors de toute situation obstétricale d'urgence.

6- SUPPORTS DE DONNEES

Toutes nos patientes ont bénéficié d'un dossier obstétrical établi à travers le carnet de consultation prénatale dès leur admission dans le service. Celles qui sont venues pour un travail d'accouchement ou pour une césarienne prophylactique ont été surveillées avant et ou après leur accouchement à l'aide d'un partogramme puis enregistrées dans le registre d'accouchement.

Le compte rendu des interventions a été enregistré dans un registre et les décès ont fait l'objet d'un audit puis enregistrés dans le registre de décès maternel.

C'est ainsi que les supports suivants ont été utilisés pour la collecte des données :

- dossiers obstétricaux,

- des partogrammes,

- le carnet de consultation prénatale,

- le registre d'accouchement,

- le registre de compte rendu opératoire,

- le registre de décès maternel 7-<u>VARIABLES UTILISEES</u>

ı de la variable	Type de variable	Echelle de mesure
	Quantitative continue	Année
ʒau d'instruction	Qualitative	1= non scolarisée 2= niveau primaire 3= niveau secondaire 4= niveau supérieur
ʾession	Qualitative	1= ménagère 2= commerçante 3= élève – étudiante 4= fonctionnaire
ut matrimonial	Qualitative	1=mariée 2= célibataire
ʾD de césarienne	Qualitative	1= aucune cicatrice 2= uni-cicatrice 3= tri-cicatrice

Parité	Qualitative	1= primipare
		2= paucipare
		3= multipare
		4= grande multipare
Mode d'admission	Qualitative	1= évacuée
		2= référée
		3= adressée par ses parents
		4= venue d'elle même
		5= patiente hospitalisée
Moyen de transport	Qualitative	1= ambulance
		2= taxi
		3= véhicule personnel
Motif d'admission	Qualitative	1= hémorragie du postpartum
		2= hémorragie sur grossesse
		3= travail d'accouchement
		4= manque d'effort expulsif
		5= césarienne
		6= dilatation stationnaire
		7= hypertension artérielle
		8= hématome rétro placentaire
Auteur de CPN	Qualitative	1= gynécologue obstétricien
		2= médecin généraliste
		3= sagefemme

Nombre de CPN	Quantitative	1= 0
		2= 1 à 3
		3= ≥ 4
Facteurs de risque d'hémorragie du postpartum	Qualitative	1= grossesse multiple
		2= macrosomie
		3= hydramnios
		4= fibrome
		5= multiparité
		6= HRP
		7= travail prolongé
		8= anémie
		9= AMIU
		10= aucun
Voie d'accouchement	Qualitative	1= voie basse
		2= voie haute
Etat hémodynamique	Qualitative	1= stable
		2= instable
Gestes réalisés avant l'hystérectomie	Qualitative	1= massage utérin
		2= perfusion d'oxytocine + misoprostol
		2= ballonnet intra utérin 3= suture cervicalc
		4= triple ligature
		5= hystérorraphie

Les indications	Qualitative	1= atonie utérine
		2= troubles de la coagulation 3= placenta accréta
		4= rupture utérine
		5= perforation utérine post AMIU
Réactions à la transfusion	Qualitative	1= oui
		2= non
Nombre de poches de sang	Quantitative	1= 1
		2= 2
		3= 3
		4= $\geq$ 4
Début d'intervention	Quantitative	1= immédiatement
		2= < 5 minutes
		3= 5 à 10 minutes
		4= > 10 minutes
Diurèse	Quantitative	1= < 500 ml
		2= 500 à 1500 l
		3= $\geq$ 1500 ml
Complications	Qualitative	1= peropératoire
		2= post opératoire
Type d'anesthésie	Qualitative	1= AG avec intubation
		2= AG sans intubation
Pronostic vital	Qualitative	1= vivante
		2= décédée

8- <u>LES SAISIES, ANALYSES ET LES TRAITEMENTS DES DONNEES</u>

Elles ont été faites par le logiciel SPSS Statistcs17.0 et Microsoft Word 2010 Le test de khi-2 a été utilisé pour comparer les résultats

Les valeurs $P < 0.05$ ont été admises pour seuil de différences statistiques significatives.

RESULTATS

V. __RESULTATS__

1- __FREQUENCE__

__Tableau I__ : Evolution annuelle des hystérectomies d'hémostase

Années	Effectif d'accouchements	Effectif d'hystérectomies d'hémostase	Pourcentages
2007	10073	2	0,019
2008	7811	7	0,089
2009	8182	8	0,097
2010	8885	14	0,157
2011	9502	10	0,105
2012	8623	8	0,092
2013	8097	6	0,074
2014	10005	12	0,119
2015	9209	16	0,173
2016	10485	18	0,171
Total	90872	101	0,111

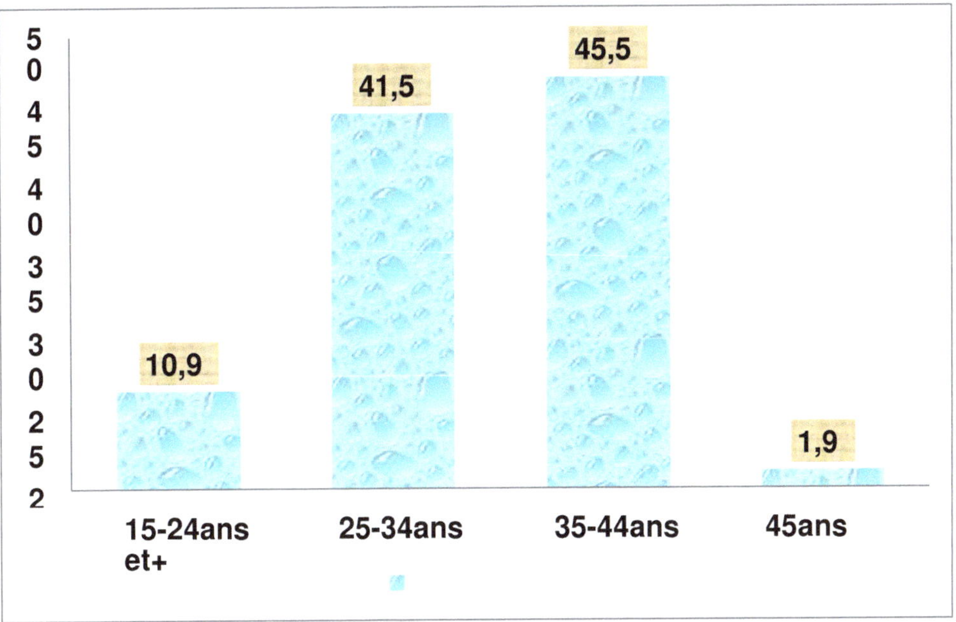

<u>Figure 1</u> : Répartition des patientes selon la tranche d'âge

L'âge moyen de nos patientes était de 32,35 ans ± 6,16 avec des extrêmes de 16 ans et de 46 ans.

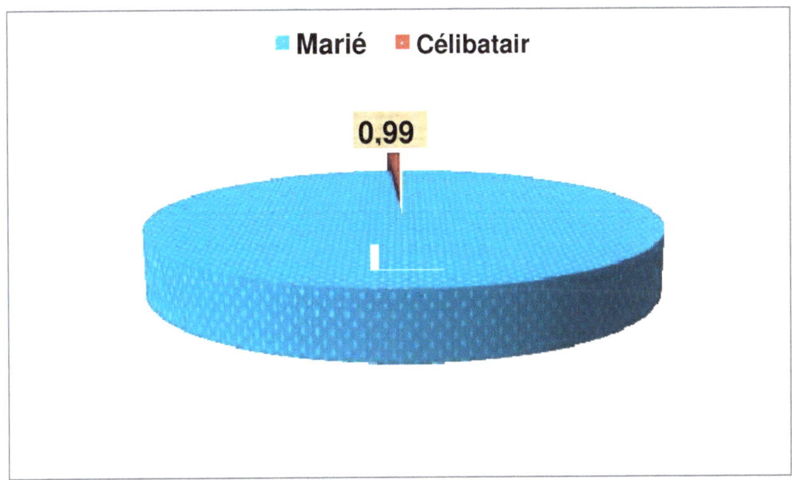

<u>Figure 2</u> : Répartition des patientes selon le statut matrimonial

<u>**Tableau II**</u> : Répartition des patientes selon le niveau d'instruction

.Niveau d'instruction	Effectifs	Pourcentages
non scolarisée	83	82,18
primaire	12	11,88
secondaire	5	4,95
supérieur	1	0,99
Total	101	100,00

<u>**Tableau III**</u> : Répartition des patientes selon la profession

Profession	Effectifs	Pourcentages
Ménagère	91	90,10
Commerçante	3	2,97
Elève - Etudiante	3	2,97
Fonctionnaire	4	3,96
Total	101	100,00

3- <u>DONNEES CLINIQUES DES PATIENTES</u>

<u>Tableau IV</u>: Répartition des patientes selon les antécédents de césarienne

Antécédent de césarienne	Effectifs	Pourcentages
Pas de césarienne	92	91,09
Utérus uni-cicatriciel	6	5,94
Utérus tri-cicatriciel	3	2,97
Total	101	100,00

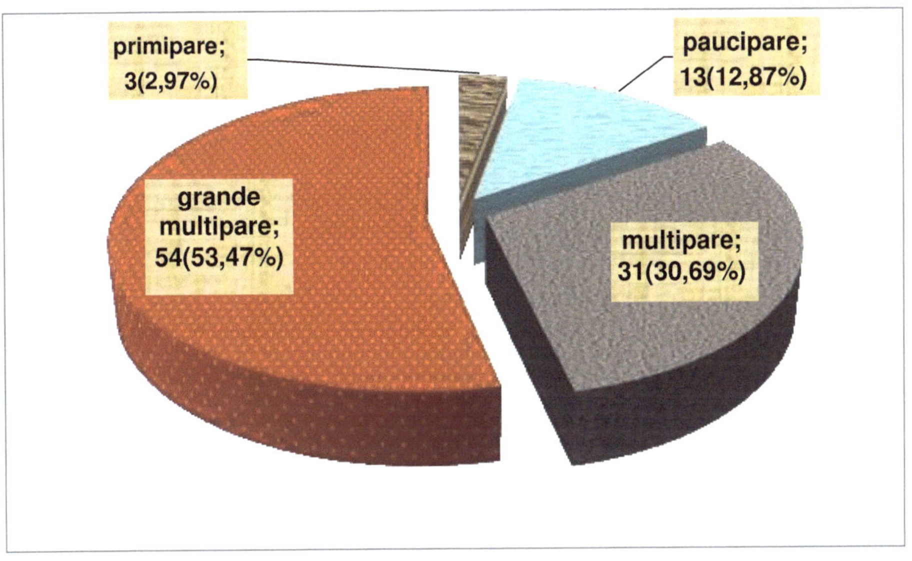

<u>Figure 3</u> : Répartition des patientes selon la parité

<u>**Tableau V**</u> : Relation entre le mode d'admission et le moyen de transport

Moyen de transport Mode d'admission	Ambulance	Taxi	Véhicule personnel	Effectifs N(%)
Evacuée	40	20	2	62(61,39)
Référée	4	1	0	5(4,95)
Adressée par ses parents	0	1	0	1(0,99)
Venue d'elle-même	0	27	4	31(30,69)
Patiente hospitalisée	-	-	-	2(1,98)
Total	44	49	6	101(100,00)

<u>**Tableau VI**</u> : Répartition des patientes selon la disponibilité du groupage sanguin et rhésus pendant l'évacuation

Groupage sanguin et rhésus	Effectifs	Pourcentages
Disponible	45	44,56
Non disponible	17	16,83
Patiente référée ou venue d'elle même	39	38,61
Total	101	100,00

<u>**Tableau VII**</u> : Répartition des patientes selon la prise d'une voie veineuse pendant l'évacuation

Prise d'une voie veineuse	Effectifs	Pourcentages
Avec un cathéter G18 ou G20	16	15,85
Avec un cathéter G22 ou G24	39	38,61
Pas de voie veineuse	7	6,93
Patiente référée ou venue d'elle-même	39	38,61
Total	101	100,00

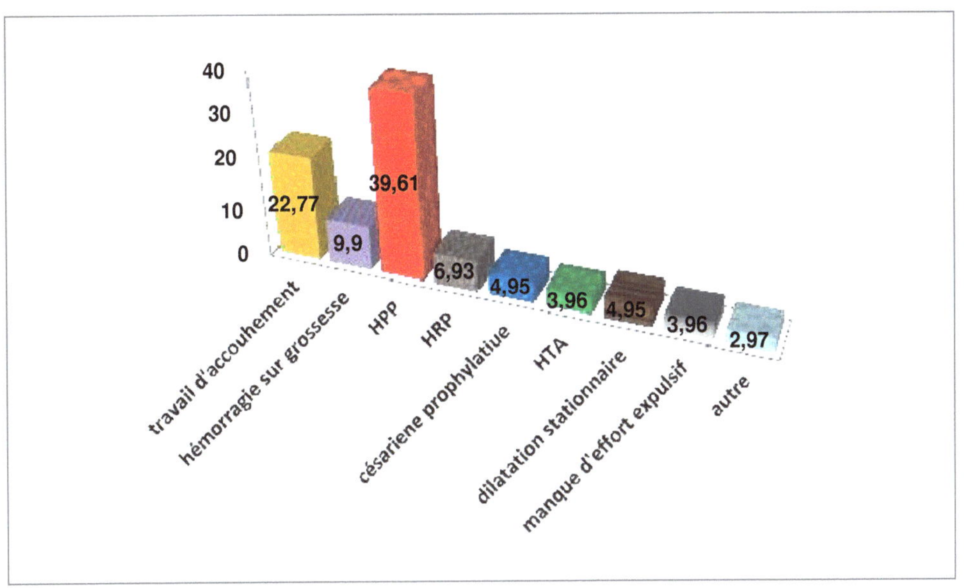

<u>**Figure 4**</u> : Répartition des patientes selon le motif d'admission

<u>**Tableau VIII**</u> : Relation entre le nombre et l'auteur de CPN

Nombre de CPN	Auteur de CPN			Effectifs N(%)
	Gynéco-obstétricien	Médecin généraliste	Sage-femme	
1-3 CPN	3	6	50	59(58,41)
≥4CPN	**9**	5	11	25(24,75)
0CPN	-	-	-	17(16,84)
Total	12(11,88)	11	61	101(100,00)

Khi-deux=17,058 ; ddl=2 et p=0,0001 (p<0,05)

<u>**Tableau IX**</u> : Répartition des patientes selon les facteurs de risque d'hémorragie du postpartum immédiat

Facteurs de risque d'HPPI	Effectifs	Pourcentages
Grossesse multiple	2	1,98
Macrosomie	2	1,98
Hydramnios	1	0,99
Fibrome	1	0,99
Multiparité	62	61,39
HRP	7	6,93
Travail prolongé	11	10,89
Anémie	2	1,98
Aspiration manuelle intra-utérine	1	0,99
Aucun	12	11,88
Total	**101**	**100,00**

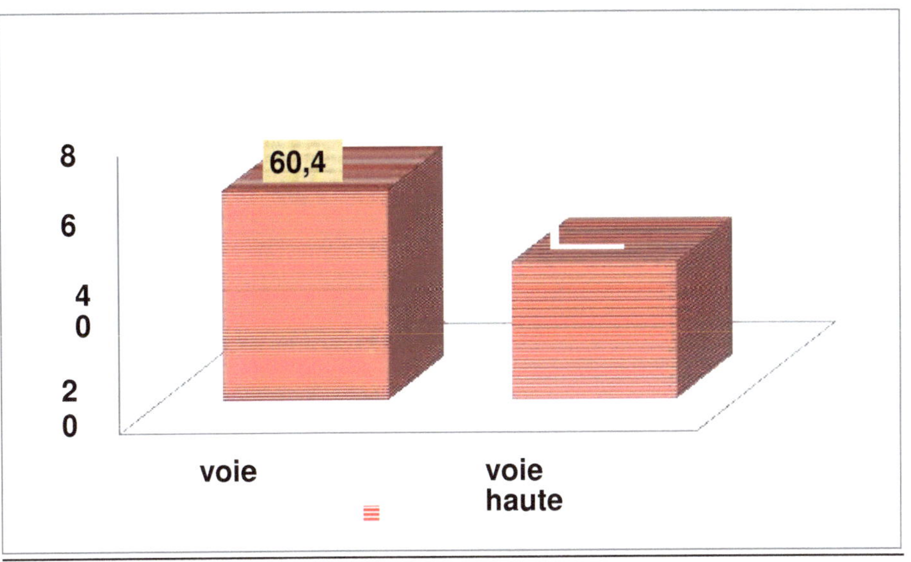

Figure 5 : Répartition des patientes selon la voie d'accouchement

Tableau X : Relation entre le pronostic vital et l'état hémodynamique des patientes

Pronostic vital Etat hémodynamique	Vivante	Décédée	Effectifs N(%)
Stable	24	0	24(23,76)
Instable	70	7	**77(76,24)**
Total	**94**	**7**	**101(100,00)**

Khi-deux=1,972 ; ddl=1 et p=0,160 (p>0,05)

4- <u>LES INDICATIONS DES HYSTERECTOMIES</u>

Tableau XI : Répartition des patientes selon les gestes effectués avant la décision d'hystérectomie

Gestes réalisés avant l'hystérectomie	Effectifs	Pourcentages N(%)
Massage utérin	48	47,52
Perfusion d'oxytocine + misoprostol en intra-rectal	23	22,78
Ballonnet intra utérin	21	20,79
Suture des vaisseaux cervicaux	3	2,97
Triple ligature vasculaire	4	3,96
Hystérorraphie	2	1,98
Total	101	100,00

Tableau XII : Répartition des patientes selon les indications d'hystérectomie d'hémostase

Indications d'hystérectomie	Effectifs	Pourcentages
Atonie utérine	48	47,53
Rupture utérine	43	42,57
Troubles de la coagulation	7	6,93
Placenta accréta	2	1,98
Perforation utérine post AMIU	1	0,99
Total	101	100,00

Tableau XIII : Répartition des patientes selon la nature de l'hystérectomie d'hémostase

Nature de l'hystérectomie	Effectifs	Pourcentages
hystérectomie subtotale interannexielle	86	85,15
hystérectomie subtotale + annexectomie	2	1,98
hystérectomie subtotale + réimplantation urétéro-vésicale	3	2,97
hystérectomie subtotale + ligature des vaisseaux cervicaux	1	0,99
hystérectomie totale inter annexielle	9	8,91
Total	101	100,00

Tableau XIV : Répartition des patientes selon le nombre de poches de sang transfusées

Nombre de poches	Effectifs	Pourcentages
1 poche	16	15,84
2 poches	27	26,73
3 poches	26	25,74
4 poches	20	19,81
>4 poches	6	5,94
Pas de transfusion	6	5,94
Total	101	100,00
Minimum= 1	Maximum= 6	Ecart type= 1,21

1- <u>LE PRONOSTIC</u>

<u>Tableau XV</u> : Répartition des patientes selon le délai entre l'heure d'accouchement et le début d'intervention

Début d'intervention	Effectifs	Pourcentages
< 1 heure	51	50,50
1-2 heure	39	38,61
> 2 heure	11	10,89
Total	101	100,00
Minimum= 1	Maximum= 3	Ecart type= 0,67

<u>Tableau XVI</u> : Répartition des patientes selon la diurèse des 24heures post opératoires

Diurèse des 24heures	Effectifs	Pourcentages
< 500 ml	9	8,91
500 à 1500 ml	71	70,30
≥ 1500 ml	18	17,82
Manquant (décès)	3	2,97
Total	101	100,00
Minimum= 1	Maximum= 3	Ecart type= 0,541

<u>**Tableau XVII**</u> : Relation entre le nombre de poches de sang transfusées et le taux d'hémoglobine à la sortie

Taux d'hémoglobine à la sortie Nombre de poches de sang	>11g/dl	11 à 9g/dl	≤9g/dl	Pourcentages
1 poche	6	8	1	14,85
2 poches	2	22	0	23,76
3 poches	1	24	1	25,73
4 poches	0	18	1	18,81
>4 poches	0	10	1	10,89
Pas de transfusion	0	6	0	5,94
Total	9(8,91)	88(87,13)	4(3,96)	100,00

Khi-deux=26,235 ; ddl=10 et p=0,003 (p<0,05)

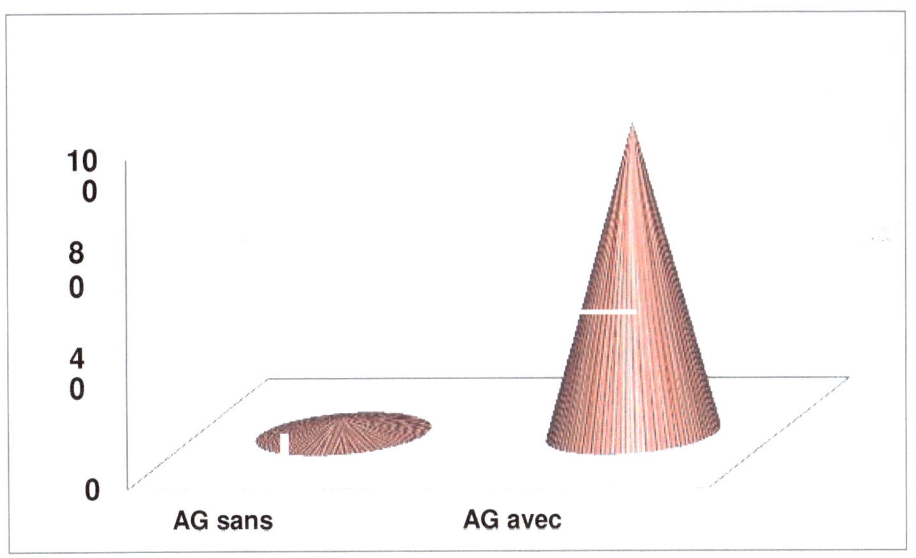

<u>**Figure 6**</u> : Répartition des patientes selon le type d'anesthésie

Tableau XVIII : Répartition des patientes selon les complications per opératoires

Complications per opératoires	Effectifs	Pourcentages
Arrêt cardio-respiratoire	4	3,96
Décès	3	2,97
Aucune	94	93,07
Total	101	100,00

Tableau XIX : Répartition des patientes selon les complications post opératoires

Complications post opératoires	Effectifs	Pourcentages
Anémie décompensée	9	8,91
Suppuration pariétale	8	7,92
Décès	4	3,96
Aucune	77	76,24
Manquant (décès peropératoire)	3	2,97
Total	101	100,00

COMMENTAIRES ET DISCUSSION

VI. <u>COMMENTAIRES ET DISCUSSIONS</u>

1. FREQUENCE

Durant la période d'étude nous avons enregistré 101 cas d'hystérectomies d'hémostase sur 90872 accouchements soit 0,11% ou 0,65% par rapport au total de césariennes qui était de 15412. Ce résultat est comparable à celui rapporté au CHU de Toamasina en 2009 avec 0,19% [23] et au CHU de YAOUNDE en 2010 avec 0,10% [24]. En Occident, Racinet et coll [21] l'évaluaient entre 0,013% et 0,72%. Par contre il est nettement inférieur à ceux notifiés par KEÏTA M N [10] en 2009 et par M Nayama et coll [9] en 2014 avec des taux respectivement 1,33% et 0,81%.

Nous avons enregistré une hausse de la fréquence des hystérectomies d'hémostase en 2015 et en 2016 avec 15,84% et 17,83%. Cela pourrait s'expliquer par l'amélioration du plateau technique et l'arrivée d'un médecin anesthésiste réanimateur qui nous a permis de faire la prise en charge locale de certains cas d'hémorragies graves.

2. PROFIL SOCIO-DEMOGRAPHIQUE

Dans notre série l'âge moyen était de 32,35 ans ± 6,16 avec des extrêmes de 16 et de 46 ans. M Nayama et coll [9] ont enregistré un âge moyen de 32,76 ans.

La tranche d'âge de 35 à 44 ans était la plus représentée avec 45,54%. Rakotoson et coll [25] avaient rapporté un taux de 53,40% dans la tranche d'âge de 30 à 39 ans. Ce résultat pourrait s'expliquer par l'importance du nombre de femmes qui contractent leur grossesse dans ces tranches d'âge.

Plus de la moitié de nos patientes était non scolarisée soit 82,18% ; elles étaient des ménagères dans 90,10%. KEÏTA M N [10] a rapporté 83,00% de patientes sans profession (ménagères).

Durant la période d'étude nous avons enregistré 99,01% de patientes mariées, ce qui est un facteur à encourager car une femme mariée peut mieux gérer sa grossesse compte tenu du soutien familial.

3. DONNEES CLINIQUES

Pendant la période d'étude nous avons trouvé 8,91% de patientes porteuses d'une cicatrice de césarienne. Des taux de cicatrice utérine comparables au notre avaient été enregistrés par KEÏTA M N [10] et par Rakotoson et coll [25] soient 11,30% et 11,10%. La cicatrice utérine ne serait pas un facteur de risque dans notre série. Dans notre étude les grandes multipares ont représenté 53,47% des cas. En effet la multiparité fragilise le myomètre et favorise ainsi les atonies utérines et les ruptures utérines. Le même constat a été fait par d'autres auteurs tels que : J.A Randriambelomanana et coll [23] et M Nayama et coll [9] avec respectivement des taux de 53,84% et de 39,60%.

La surveillance prénatale permet le dépistage des facteurs de risque d'hémorragie du postpartum. Dans notre étude 16,83% de nos patientes n'ont réalisé aucune consultation.

Un autre facteur étiologique dans notre contexte était le travail prolongé (10,89%) et l'utilisation abusive de l'ocytocine. Ce qui nous renvoie à la littérature pour dire que l'utérus possède des récepteurs transmembranaires à l'ocytocine et leur concentration est multipliée par 80 en fin de grossesse comparée à l'utérus non gravide. La concentration de fin de grossesse est multipliée voir triplée en début de travail puis diminue en fin de dilatation.

En effet, l'ocytocine est utilisé dans près de 2/3 des accouchements en France et des études expérimentales ont prouvé que l'exposition à l'ocytocine pendant le travail pouvait entrainer la désensibilisation des récepteurs à l'ocytocine [26,27].

L'absence des facteurs de risque d'hémorragie du postpartum chez une femme n'exclue pas le risque de réalisation d'une hystérectomie d'hémostase, d'où notre taux de 11,88% de patientes sans facteurs de risque.

Les évacuations ont dominé notre taux d'admission avec 62 cas soit 61,39% et 20 de ces cas ont utilisé le taxi comme moyen de transport. KEÏTA M N [10] a trouvé 88,70% de taux d'évacuation. Ces patientes ont quitté les structures de premier niveau et à l'admission nous avons fait des constats tels que :

- l'absence d'une voie veineuse (6,93%) ou la prise de la voie veineuse par un cathéter de petit calibre (38,61%),

- l'absence du groupage sanguin et rhésus (16,83%),

- l'absence d'ambulance médicalisée afin d'assurer une meilleure évacuation des patientes.

Ce qui dénote le problématique de la prise en charge pré-hospitalière et de l'organisation de la référence évacuation

Le moyen de transport utilisé dans notre série était en corrélation avec le mode d'admission (p=0,0001).

Dans notre étude l'hémorragie du postpartum représentait 39,61% des motifs d'admission. M Nayama et coll [9] rapporte que la rupture utérine représentait 37% des motifs d'admission dans son étude.

Pendant la période d'étude 77 de nos patientes soit 76,24% avaient un état hémodynamique instable, parmi elles 7sont décédées soit 6,93% ; par contre celles qui avaient un état hémodynamique stable ont toutes survécu. Cependant nous n'avons pas noté de différence statistiquement significative entre le pronostic vital et l'état hémodynamique des patientes à leur admission (p=0,160). Les patientes ont accouché par voie basse dans 60,40% dans notre étude.

4. ASPECTS THERAPEUTIQUES

En cas d'hémorragie grave du post-partum, la prise en charge chirurgicale et anesthésique sont complémentaires et doivent être adaptées à l'étiologie et à la sévérité de l'hémorragie. Dans les cas les plus sévères, la réalisation d'une hystérectomie d'hémostase ne doit pas être retardée [28]. Ce choix va dépendre aussi de la situation obstétricale notamment la voie d'accouchement, la tolérance hémodynamique de la patiente et les moyens de prise en charge disponibles sur les plans technique et humain (expérience chirurgicale).

Dans notre contexte l'hystérectomie semble plus fréquente du fait de l'absence d'autres modalités thérapeutiques telles que l'embolisation artérielle.

Nous avons enregistré des taux d'échecs de traitements conservateurs comme : le ballonnet intra utérin, la triple ligature vasculaire, la suture des vaisseaux cervicaux, l'hystérorraphie avec respectivement 20,79% ; 3,96% ; 2,97% et 1,98%. Nous n'avons pas rapporté de différence entre les différents gestes donnés avant l'hystérectomie et le pronostic vital de nos patientes sur cet échantillon (p=0,962). Durant la période d'étude les indications ont été dominées par l'atonie utérine suivie de la rupture utérine avec 47,53% et 42,57%.

Les mêmes indications ont représenté principalement 61,1% et 33,3% dans la série de Nkwabong E et coll [24].

Cette différence pouvait s'expliquer par la taille de notre échantillon qui était de 101 contre 18 pour Nkwabong E et coll [24].

La correction des troubles de coagulation n'était pas optimale compte tenu de l'absence du bilan, et des complexes prothrombiniques ou du plasma frais congelé ; ceci fait discuter la stratégie transfusionnelle et l'utilisation de l'acide tranexanique.

Ainsi 94,06% de nos patientes ont été transfusées parmi les quelles deux patientes ont présenté une réaction immédiate à type d'hyperthermie soit 1,98%. Nous n'avons pas recours à la transfusion sanguine dans 5,94% des cas. Dans ce contexte toutes les patientes concernées avaient un état hémodynamique stable et un taux d'hémoglobine compris entre 9 et 11g/dl.

L'élément déterminant dans notre série était la précocité de la prise en charge ; 50,50% de nos interventions ont été débutées dans la première heure du postpartum.

L'hystérectomie a été subtotale inter annexielle dans 85,15% des cas. Rakotoson N [25] avait rapporté 100% d'hystérectomie subtotale. L'existence de lésions importantes de rupture utérine dans notre contexte pourrait expliquer la différence L'hystérectomie subtotale avec annexectomie unilatérale a été imposée dans 1,98% des cas suite à des lésions importantes par rupture utérine.
L'anesthésie générale avec intubation orotrachéale a été utilisée dans 95,05% des cas.

5. LE PRONOSTIC

Durant la période d'étude nous avons enregistré un taux de survie de 93,07%.

La transfusion sanguine pratiquée dans 94,06% des cas a permis une meilleure amélioration de l'état clinique de nos patientes ainsi que le taux d'hémoglobine à la sortie.
Ainsi le nombre de poches transfusées était statistiquement déterminant dans le taux d'hémoglobine à la sortie de la patiente et corolairement sur la morbidité postopératoire (p=,003).
Les 24 premières heures post opératoires ont été marquées par l'anémie et l'oligurie, respectivement le même taux de 8,91%. La réhydratation et la transfusion ont permis de corriger ces anomalies. La perte sanguine estimée n'avait pas de relation statistique avec le pronostic vital dans les 24 heures.
Le seul élément déterminant semble être l'hystérectomie associée aux gestes de réanimation, et surtout la précocité de la prise en charge. (p=0,123)
Les complications en peropératoire étaient l'arrêt cardiorespiratoire et le décès avec des taux de 3,96% et de 2,97%.
La période hospitalière est une période très capitale pour l'amélioration du pronostic vital des patientes.
Toutes nos patientes ont été sous : couverture antibiotiques ; supplémentation ferrique ; héparino-thérapie ; plus ou moins la transfusion et ou la réhydratation.
Cependant nous avons enregistré 4 cas soit 3,96% de décès maternel dont 2 par l'anémie décompensée et 2 autres par l'embolie pulmonaire probable.
Le taux de suppuration pariétale était de 7,92%. Dans la littérature les auteurs ont trouvé les taux de mortalité suivants: KEÏTA M N [10] a trouvé 20,75%, Rakotoson N [25] a enregistré 22,2% et 11,1% rapporté par Nkwabong E et coll [24]. Cette différence pourrait s'expliquer par l'amélioration de notre plateau technique.

CONCLUSION ET RECOMMANDATIONS

VII. **CONCLUSION - RECOMMANDATIONS :**

1- CONCLUSION :

L'hystérectomie d'hémostase est une chirurgie d'urgence mutilante, réalisée généralement devant l'inefficacité des traitements conservateurs des hémorragies obstétricales graves.

Une meilleure organisation du système de référence et de contre référence, la disponibilité suffisante de produits sanguins et l'amélioration du plateau technique associée à une bonne réanimation pré-per et postopératoire devraient améliorer le pronostic de cette intervention.

2- RECOMMANDATIONS

A l'issu de notre travail, nous avons formulé les recommandations ci-après : 2-1- Aux autorités politiques et sanitaires :

- améliorer et exiger le respect des règles de l'évacuation

- le renforcement et la formation continue du personnel sanitaire des structures de référence,

- assurer la disponibilité des produits sanguins dans les structures hospitalières afin de réduire le risque de mortalité maternelle
2-2- Aux populations :

- la fréquentation des centres de santé pour la pratique de consultations prénatales répondant aux normes,

- l'accouchement en milieu médical pour la prévention et le traitement des complications graves pouvant imposer l'hystérectomie,

- le respect des recommandations faites par le personnel de santé. 2-3- Aux personnels de santé :

- la promotion d'un suivi de qualité afin de dépister précocement les facteurs de risque,

- exiger la réalisation précoce des bilans prénataux,

-le respect des règles d'utilisation de l'ocytocine lors du travail d'accouchement,

- La mise en application systématique des expériences acquises au cours des formations des soins obstétricaux d'urgence.

REFERENCES

VIII. <u>**REFERENCES**</u>

1. **Hystérectomie-Vulgaris Médical** : https://www.vulgaris-medical.com › Encyclopédie médicale

2. **Définition de « Hystérectomie d'hémostase » - Dictionnaire médical** : https://www.dictionnaire-medical.fr/definitions/916-hysterectomie-dhemostase/

3. **Callaghan WM, Kuklina EV, Berg CJ**, « Trends in postpartum hemorrhage: United States, 1994-2006 » [archive] Am J Obstet Gynecol, 2010;202:353. PMID 20350642 [archive]

4. **Khan KS et al.** WHOanalysis of causes of maternaldeath: asystematicreview. Lancet 2006;367(9516):1066-74.

5. **Épidémiologie des morts maternelles en France 2001-2006**. Epidémiologie hebdomadaire institut de veille sanitaire, thématique : la mortalité maternelle en France : bilan 2001-2006, 19/01/2010.

6. **Morel O. et coll.** Ligatures vasculaires en cas d'hémorragie grave du post-partum. Indications et techniques : file://hysterectomie-hemostase/ dx.doi.org/10.1016/j.jchirv.2010.11.001

7. **M. Nayama, A. Gama-Alio, M. Idi, M. Oumara, S. Guede, M. Mallam-Issoufou, S. Salahou, B.Djibril, M. Kamaye, E. Alihonou** : Hystérectomies obstétricales à la maternité IssakaGazaby de Niamey ; Médecine d'Afrique Noire.2014 vol 61, N°12

8. **Mariam Niarga Keïta** les hystérectomies d'urgence au service degynéco-obstétrique au CHU du Point G à propos de 53 cas.Thèse Med. Bamako 2009. n°15-80

9. **Shellhaas CS, Gilbert S, Landon MB et al**. The frquency and complication rates of hysterectomy accompanying delivery. Obstet Gynecol 2009 Aug ; 114 :224-9.

10. Kamina P. Rappel anatomique sur l'utérus gravide. Fondation genevoise pour la formation et recherche médicale. Aldo-Campana, 2ème édition, 2008 :4-9.

11. Kamina P. L'utérus gravide : anatomie gynécologie obstétrique. Paris : Maloine 1980 :384-390.

12. Kinkel K, Chalier E. Radio-anatomie de l'appareil génital féminin. Paris, CHU pitié Salpetrière 2001 :1-12.

13. Pr Parlier-Cuau : Maïeutique- Anatomie- L'utérus, le ligament large et le vagin. Edition 2013-2014

14. Marpeau L, Rhini Z. Place de l'embolisation artérielle pelvienne dans le traitement des hémorragies graves de la délivrance. J Gynecol Obstet Biol Reprod 1992; 21 : 233-238.

15. Fessier V, Pierre F. Facteurs de risque au cours du travail, prévention clinique et pharmacologique de l'HPPI. J Gynecol Obstet Biol Reprod 2004 ; 33 ; 8 : 4S29- 4S56.

16. Pierre F et coll. Peut-on réduire la spoliation sanguine liée à l'accouchement. Presse Med 1990 ; 19 : 2012-2016.

17. Sergent F et coll. Les hémorragies graves de la délivrance: doit-on lier, hysterectomiser ou anastomoser? J Gynecol Obstet Fertil 2004; 32(4): 320-9.

18. Dr David Picovski. La période préopératoire: https://docteur-picovski.com/lexique/definition-pre-operatoire/

19. Zorn JR. Hysterectomie sur utérus gravide. Paris, Encycl Med ChirObstet 1974 ; 4 : 5104-5109.

20. Racinet C et coll. Hystérectomie sur utérus gravide. Encycl Med Chir Tech Chir Urologie- Gynécologie 1991; 41905 : 1-10.

21. Vangeenderhuysen C, Souidi A. Rupture utérine sur utérus gravide, étude d'une série continue de 63 cas à la maternité de référence de Niamey Niger. Med

Trop 2002 ; 62 : 615-618.

22. J.A Randriambelomanana et coll. Revue d'Anesthésie-Réanimation et de Médecine d'Urgence 2011; 3(1): 8-11.

23. Nkwabong E et coll. Hystérectomie Obstétricale d'urgence. Expérience du CHU de Yaoundé, Cameroun, Médecine d'Afrique Noire2010, vol57, N°5.

24. Rakotoson Naharifara Fanirisoa. Hystérectomie d'hémostase en obstétrique au service de gynécologie obstétrique befelatanana : 2009, N° 7914

25. Rigouzzo A, Mapar 2011. Ocytocique et césarienne. Obstétrique. P539-551.

26. Phaneuf S et coll. Loss of myometrial oxytocin receptors during oxytocin induced and oxytocin augmented labour. J ReprodFertil. Sept 2000 ; 120(1) : 9197

<u>FICHE D'ENQUÊTE</u>

Structure:/../

No Dossier: /........................./ No Fiche:/................./.. /

Date d'entrée: /....../....../. .... / Heure: /.../

Date de sortie /....../....../. .... / Heure: /.../

Nom et prénom (s): /...

I-   <u>CARACTERISTIQUES SOCIO-DEMOGRAPHIQUES</u>

Q1. Age en an /........../ 1=15-24,   2=25-34,   3=35-44, 4=sup ou égal 45 **Q2**. Ethnie :/.............. /   1=Bambara ; 2=Malinké ; 3=Peulh; 4=Sonrhaï ; 5= Sarakolé 6=Autre (à préciser):

Q3. Profession :/................................./ 1=Ménagère ; 2=Aide-ménagère ;

3=Commerçante; 5=Autre (à préciser):

Q4. Niveau d'instruction :/.............................../ 1= non scolarisée ; 2=Primaire;

3=Secondaire, 4= Supérieur; 5=Autre (à préciser):

Q5. Adresse:/....../Provenance : 1=aire de santé cv, 2=hors aire de santé cv

Q6. Etat matrimonial :/................/ 1=Marié; 2=Célibataire ; 3=veuve **Q7**. Groupe sanguin: /............/ 1=disponible, 2=non disponible, **Q8.** Rhésus : / / 1= disponible, 2= non disponible

II-   <u>ADMISSION</u>

Q9. Mode d'admission : /.................................. / 1= évacuée ; 2= référée ; 3= Adressée par

les parents ; 4= venue d'elle-même, 5= hospitalisée dans le service, 6= autre (à préciser) :...

Q10. Motif d'admission: /......./ 1=travail d'accouchement, 2=hémorragie sur grossesse, 3=hémorragie du postpartum, 4=perte de connaissance, 5=éclampsie, 6=HRP, 7= HTA, 8=autres (à préciser...)

Q11. Moyen de transport : /.../ 1= ambulance ; 2=taxi, 3=véhicule

personnel, 4= à pied, 5=autres (à préciser ....)

Q12. Voie veineuse : 1=prise avec un cathéter G24 ou G22 ; 2=prise avec un cathéter G20 ou G18 ; 3=absence de voie veineuse

III-   <u>ANTECEDENTS</u>

Q13. Médicaux : /.............../ 1= HTA, 2=diabète ; 3= asthme ; 4= drépanocytose ; 5= anémie, 6=autre à préciser ; 7=aucun

Q14. Chirurgicaux (Césarienne) /...................................../ 1= une cicatrice ; 2= deux

cicatrices ; 3= trois cicatrices ; 4= quatre ou plus ; 5= aucune

Q15. Obstétricaux : /...................................../ 1= primipare; 2= paucipare ; 3= multipare;

4=grande multipare, 5= Enfant(s) décédé(s), 6=Avortement(s).

IV-   <u>HISTOIRE DE LA GROSSESSE</u>

Q16. Age de grossesse:/....../ 1= inférieur à 28SA, 2=28-36 SA, 3=supérieur ou égale 37SA, 4= non connu

Q17. Nombre de CPN /........./ 1= 0CPN ; 2= 1 à 3 CPN ; 3=4CPN ou plus **Q18.** Auteur de CPN : /......... / 1= Gynécologue obstétricien; 2= médecin, 3= Sage-femme; 4= Infirmière obstétricienne 5= Matrone, 6=non précisé.

Q19. Lieu de CPN: /....../ 1= Cscom ; 2= Csref ; 3= Hôpital ; 4= Autre (à préciser):

Q20. Pathologie diagnostiquée /.................. / 1=oui ; 2=non ;

Q21 Type de pathologie /.............................. / 1=HTA, 2=Drépanocytose, 3=Diabète,

4=anémie, 5=paludisme, 6=infection urinaire, 7=autres (à préciser)...........

Q22. BPN réalisé : /............./1= oui   2= non

Q23. Taux HB /............................./ 1=Sup ou égal 11g/dl, 2=7-10g/dl, 3=6-7g/dl, 4=Inf ou

égal à 5g/dl.

Q24. Type HB /... ..../ 1=AA, 2=AS ; 3=SS, 4=AC, 5= autres (à

préciser... ....), 6= non connu

Q25. Plaquettes / ..../ 1=Normal, 2=inf normale, 3=Non réalisée

Q26. Facteurs de risque HPPI / ..../ 1=gémellaire, 2=macrosomie, 3=hydramnios, 4=fibrome, 5= antécédent HPPI,6=aucun, 7= autre à préciser

V-   <u>HISTOIRE DE L'ACCOUCHEMENT</u>

Q27. Lieu d'accouchement : /.............................../1=cscom ; 2=csref ; 3=hôpital ; 4= domicile, 5=autre (à préciser…..)

Q28. Début du travail: /............................/ 1=spontané, 2=provoqué, 3=non connu

Q29. Durée du travail /…......................./ 1=Inf 6heures, 2=6-12heures, 3=Sup 12heures

Q30. Utilisation de médicament /…........................../ 1=ocytocine, 2=misoprostole, 3=spasfon, 4=butyl, 5= aucun

Q31. Utilisation de ventouse ou forceps/……..../ 1=oui, 2=Non

Q32. Durée d'expulsion /............................/ 1=inf 5mn, 2=5-45mn, 3=sup 45mn

Q33. Voie d'accouchement : /...................................../1=voie basse ; 2= césarienne

Q34. Indication de césarienne /..................................../ 1=HRP, 2=PP, 3=Pré éclampsie ou éclampsie, 4=Macrosomie, 5= DFP, 6=autres à préciser

Q35. Delai entre admission et indication de césarienne /…....................................../   1=inferieur à

6heure, 2=6heures-12heures, 3=sup 12heures.

VI-   **EXAMEN DU POST-PARTUM AU CSREF**

Q36. Etat général juste après l'accouchement / ..../1=bon, 2= mauvais

Q37. Délai entre accouchement et décision de laparotomie /… ..../ 1=inf à1heure, 2=1à 2heures, 3=sup à 2heures.

Q38. Délai entre la prise de décision et le transfert au bloc opératoire /…..................................../ 1=inférieur à 5mn, 2=5-10mn, 3=supérieur à 10mn

Q39. Délai entre admission au bloc et début d'intervention /... / 1=inférieur à 5mn, 2=5-10mn, 3=supérieur à 10mn.

Q40. Nature de l'intervention

1= hystérectomie subtotale inter annexielle ; 2=hystérectomie subtotale+ annexectomie ; 3=hystérectomie totale inter annexes ; 4= hystérectomie totale+ annexectomie

Q41. Indications de laparotomie /… …................................/ 1=atonie utérine, 2=trouble de la coagulation, 3= rétention placentaire complète, 4= rétention placentaire incomplète, 5= autre à préciser.

Q42. Gestes effectués à l'admission au bloc opératoire /.../

1=sondage vésicale, 2=massage utérin, 3=révision utérine, 4= voie veineuse, 5= remplissage vasculaire, 6=tout, 7=autre à préciser

Q43. Gestes réalisées au bloc avant la laparotomie /… ..../ 1=examen sous valve, 2=suture cervicale, 3=suture vaginale, 4= oxygénothérapie, 5=transfusion, 6= macromolécules, 7=ballonnet intra utérin 8=autre à préciser

Q44. Type d'anesthésie réalisée /....................................... / 1= AG avec intubation, 2= AG sans intubation 3=Rachi, 4=péridurale

Q45. Gestes effectués avant la décision d'hystérectomie /… ..../

1=hystérorraphie, 2= ligature vasculaire, 3= massage utérin

Q46. Délai entre le début de laparotomie et décision hystérectomie /…....../ 1=inf 10mn, 2=11-20mn, 3=21- 30mn, 4=Sup 30mn

Q47. Etat hémodynamique de la patiente /................................/ 1=Stable, 2=instable ou choc

Q48. Diagnostic retenu /................................/ 1=atonie utérine, 2=trouble de coagulation, 3= PP acréta, 4=autre à préciser.

VII- PRONOSTIC MATERNEL

Q49. Choc hémorragique /........./ 1=oui, 2=non

Q50. Diurèse 24 heures /................................./ 1=inf 500ml, 2= 500-1500ml, 3=sup ou égale 1500ml

Q51. Diurèse à 48 heures /… ..../ 1=inf 500ml, 2= 500-1500ml, 3=sup ou égale 1500ml

Q52. Etat maternel 24 heures/.................................../ 1=vivante consciente, 2= vivante inconsciente, 3=décédé.

Q53. Etat maternel 48heures/.................................../ 1=vivante conscient, 2=décédé,

Q54. Etat maternel J7/................................. / 1=vivante consciente, 2=vivante inconsciente

3=décédé.

Q55. Fer injectable au cours du traitement : /................................. / 1=oui, 2=non

Q56. Transfusion : 1=oui, 2=non /… /,

Q57. Nombre poche reçu (unité 450ml) /… .... / 1=1, 2=2, 3=3, 4=4 ,5=sup à 4

Q58. Réactions au cours de la transfusion : /..................................../ 1=oui, 2=non

Q59. Type réaction à la transfusion / .... / 1=éruption cutané, 2= tachycardie

3= sueur froide   , 4=autre à préciser.

Q60. Taux d'hémoglobine de sortie : /…… …./ 1=sup 11g/dl, 2 = 8-10 g/dl 3=inf ou égal à 8 g/dl ; 4=non fait

Q61. Complications infectieuse: /… ..../ 1=suppuration pariétale,

2=pelvipéritonite, 3=septicémie, 4=aucune

Q61. Nombre de jours d'hospitalisation /……/ 1= 0, 2=inférieur à 4jours, 3=4-8jours, 4=8-15jours, 5=Sup 15 jours.

LISTE DES TABLEAUX

LISTE DES FIGURES :

<u>**RESUME**</u> :

L'hystérectomie d'hémostase, geste incontournable face à l'indication, reste une décision difficile à prendre par l'obstétricien. C'est une pratique qui se trouve parfois grevée de lourdes mor bi-mortalités. Le but de ce travail était de déterminer la fréquence des hystérectomies d'hémostase ; de déterminer le profil sociodémographique des patientes ; de décrire les aspects cliniques des patientes; de décrire les indications et de déterminer le pronostic.

Notre étude a été réalisée dans le service de gynécologie obstétrique du CSREF C5 du district de Bamako. C'est une étude mixte rétro et prospective à visée descriptive sur une période de dix (10) ans allant du 1er janvier 2007 au 31 décembre 2016. Les dossiers médicaux des patientes qui avaient eu une hystérectomie obstétricale d'urgence ont été analysés.

Nous avons eu un total de 101 cas sur 90872 accouchements soit une fréquence 0,11%. Une hausse dans la fréquence a été enregistrée entre 2015 et 2016.

L'âge moyen des patientes était de 32,35 ans ± 6,16 avec des extrêmes de 16 et de 46 ans. Les femmes mariées ont représenté 99,01%.

La multiparité était le facteur de risque le plus représenté avec 61,39%.

A l'admission 76,24% des patientes avaient un état hémodynamique instable faisant appel à la transfusion sanguine dans 94,06%.

Les deux principales indications ont été l'atonie utérine (47,53%) et la rupture utérine (42,57%).

Nous avons réalisé une hystérectomie subtotale inter annexielle dans 85,15% des cas.

Le pronostic était bon avec moins de complications per et postopératoires. Le taux de décès enregistré était de 6,93% ; l'anémie 8,91% ; la suppuration pariétale 7,92% et l'arrêt cardio-respiratoire 3,96%.

Bien que les techniques chirurgicales conservatrices du traitement de l'hémorragie de la délivrance aient considérablement réduit l'incidence de l'hystérectomie d'hémostase, celle-ci reste néanmoins le dernier recours du médecin accoucheur pour sauvetage maternel.

<u>**Mots clés**</u> : hémorragie du postpartum, hystérectomie d'hémostase, CSREF C5, pronostic

SERMENT D'HIPPOCRATE

En présence des maîtres de cette faculté, de mes chers condisciples, devant L'effigie d'HIPPOCRATE, je promets et je jure au nom de l'Etre suprême, D'être fidèle aux lois de l'honneur et de la probité dans l'exercice de la Médecine.

Je donnerai mes soins gratuits à l'indigent et n'exigerai jamais un salaire au- dessus de mon travail, je ne participerai à aucun partage clandestin d'honoraires. Admis à l'intérieur des maisons, mes yeux ne verront pas ce qui s'y passe, ma langue taira les secrets qui me seront confiés et mon état ne servira pas à corrompre les mœurs, ni à favoriser le crime.

Je ne permettrai pas que des considérations de religion, de nation, de race, de parti ou de classe sociale ne viennent s'interposer entre mon devoir et mon patient.

Je garderai le respect absolu de la vie humaine dès la conception.

Même sous la menace, je n'admettrai pas de faire usage de mes connaissances médicales contre les lois de l'humanité.

Respectueux et reconnaissant envers mes maîtres, je rendrai à leurs enfants l'instruction que j'ai reçue de leurs pères.

Que les Hommes m'accordent leur estime si je suis fidèle à mes promesses.

*Que je sois couvert d'opprobre et méprisé de mes confrères si **j'y manque.***

Je le jure.